# Wasserstoffperoxid
# Das Praxisbuch

*Das natürliche Heilmittel H2O2 sicher anwenden für starke Gesundheit oder im Haushalt*

Tobias Langnitz

WirmachenDruck.de
Sie sparen, wir drucken!


Email: info@edition-lunerion.de
www.edition-lunerion.de



Psiana eCom UG
Berumer Str. 44
26844 Jemgum

# INHALT

# Vorwort

Wasserstoffperoxid – eine Verbindung, die schon manche Leute nach ganz oben brachte: Die einen mit Raketen, die andere durch platinblondes Haar. Für die einen ist es ein Wunderheiler, für die anderen eine zuverlässige Haushaltshilfe und für wieder andere ist es nur eine Chemikalie. Ähnlich wie bei Salz oder Nitroglycerin liegt auch bei diesem Stoff die Grenze zwischen Schaden und Wohltat in der Dosierung.

Aber was kann dieser vielseitige Stoff für Sie und Ihren Alltag tun? Lassen Sie uns gemeinsam erforschen, welche Geschichte hinter Wasserstoffperoxid verborgen liegt, wie der aktuelle Wissensstand ist und welche Fähigkeiten diese Verbindung mit sich bringt. Mit Sicherheit finden wir auch für Sie den einen oder anderen Geheimtipp, der Ihnen den Alltag erleichtern kann.

Bereits im Voraus weise ich Sie darauf hin, dass Sie nicht nur wirklich hilfreiche Hinweise bekommen, sondern auch manch kuriose Information erhalten werden. Weiterhin handelt es sich hier um eine chemische Substanz, sodass auch Sicherheitshinweise und naturwissenschaftliche Fakten nicht zu kurz kommen werden.

Dieser Ratgeber zeigt Ihnen Chemie im Alltag auf interessante und wissenswerte Weise, nicht nur für Laien verständlich geschriebene, sondern auch für Chemiker, die ein Interesse daran haben, Ihren Beruf im Alltag verankern zu können.

# Einleitung

200 Jahre sind vergangen, seit Wasserstoffperoxid entdeckt wurde. Zahlreiche Bereiche hat die Chemikalie beeinflusst und die Forschung hat noch längst nicht alle Bereiche erschlossen. Der Name Wasserstoffperoxid ist eine Verkürzung eines der ehemaligen Namen „Wasserstoffsuperoxid".

Sie werden am Ende dieses Ratgebers nicht nur gut informiert sein, welche Bedeutung Wasserstoffperoxid in den Bereichen Medizin, Umweltschutz, Botanik, Forensik, Technik, Textilindustrie, Kosmetik und Reinigung hat, sondern können das Mittel auch in all diesen Bereichen für sich im privaten Bereich anwenden.

Ich werde Ihnen einen Einblick in die Geschichte von Wasserstoffperoxid geben, während der diverse denkwürdige Experimente durchgeführt und biochemische Prozesse beleuchtet und verstanden wurden. Sie werden Wasserstoffperoxid als ein Naturprodukt kennenlernen, welches Ihnen ohne künstliche Zusätze den Alltag sehr erleichtern kann. Nicht nur das natürliche Vorkommen, sondern auch die Eigenschaften der chemischen Substanz werden erklärt werden.

Obwohl ich mich schon lange mit den Möglichkeiten von natürlichen Mitteln beschäftige, war mir nicht bekannt, wie umfangreich und beeindruckend die Forschung sich mit diesem einfach erscheinenden „Sauerstoffwasser" beschäftigt hat. Denn obwohl lediglich ein Sauerstoffatom mehr in $H_2O_2$ steckt als in Wasser, ist es dennoch befähigt, kleine und große Wunder zu vollbringen. Begleiten Sie mich auf eine Expedition in einen noch nicht vollständig erschlossenen Bereich unseres wunderbaren Planeten, erfahren Sie, wie Wasserstoffperoxid Ihnen im Haushalt, in kosmetischen und in gesundheitlichen Belangen beisteht und lernen Sie eines der vielseitigsten Produkte kennen, das Mutter Natur zu bieten hat.

# Ein vielseitiges Naturprodukt

Dadurch, dass Wasserstoffperoxid meist bereitwillig ein Sauerstoffatom abgibt, ist es mit zahlreichen Stoffen reaktiv und verhindert, dass anaerobe Schädlinge sich fortpflanzen können. Anaerob sind beispielsweise Herpesviren und zahlreiche Pilze, die bei Menschen und Tieren Schaden anrichten können. Diese können besser in sauerstoffarmer Umgebung überleben, sodass Sauerstoff diesen die Lebensgrundlage entzieht.

Diese Bereitstellung von Sauerstoff ist das, was die Verbindung in zahlreichen Einsatzbereichen so beliebt macht. In der Industrie wird eine meist 35-prozentige Lösung zur Sterilisation von Getränke- und

Lebensmittelverpackungen genutzt. Weiterhin findet Wasserstoffperoxid Anwendung im medizinischen Bereich, dort allerdings nicht nur zum Bleichen der Zähne, sondern auch zur Reinigung von Praxen, Arztutensilien und kleineren Wunden, besonders in der Zahnmedizin. Der Sauerstoff sorgt für eine schnellere Blutgerinnung, womit die Blutung schnell gestoppt wird. Somit nutzen viele Ärzte Wasserstoffperoxid, um kleinere Wunden zu versorgen, auch in der Veterinärmedizin ist dies ein adäquates Desinfektionsmittel. Die oxidative Wirkung, die das Wasserstoffperoxid auf Blut hat, wurde ebenfalls in der Spurensicherung genutzt, um Blut nachzuweisen: Die im Blut enthaltene Katalase sorgt für Schaumbildung. Mittlerweile konnten allerdings präzisere Nachweisreaktionen diese Methode ablösen.

Aber auch in der Kleidungs- und Kosmetikindustrie hat $H_2O_2$ einen festen Platz. Jeder kennt das Wasserstoffperoxid in Blondierungen – aber auch in Dauerwellen und bei der Haarglättung spielt es eine Rolle, da es die Haarstruktur partiell aufbricht und somit eine Umstrukturierung erlaubt. Außerdem kann es ebenso zum Bleichen von Textilien und somit auch zum Reinigen derselben genutzt werden, was der Werbebranche den Begriff „Aktivsauerstoff“ entlockt. Dabei wird es in Verbindung mit anderen Stoffen genutzt, um die Reaktivität zu steigern und das Produkt zu stabilisieren.

Aber nicht nur menschliche Körperteile, sondern auch Papier und Tierknochen werden mit Wasserstoffperoxid gebleicht. Letzteres hat im Jagdbereich eine große Bedeutung. Jäger präparieren ihre Beute mit $H_2O_2$ für Ausstellungen, aber auch Horn kann damit optisch ansprechender gestaltet werden, was für die berühmten Tierpräparate an Wänden oder in Museen relevant ist. Ein positiver Nebeneffekt ist, dass dabei auch Blutreste und Keime entfernt werden. Weitere ästhetische Bleicheffekte werden im Bereich der Holzverarbeitung erzielt, wobei besonders Restauratoren auf Wasserstoffperoxid zurückgreifen, um alte Holzmöbel wieder in neuem Glanz erstrahlen zu lassen.

Aber nicht nur für greifbare Gegenstände wird die Chemikalie genutzt, auch in Luftreinigern findet sie ihren Platz. So werden beispielsweise Kraftfahrzeuge von Geruch, Wohngebäude von Schimmelsporen oder medizinische Räume von Keimen gereinigt. Dabei kommt das $H_2O_2$ entweder als Gas zum Einsatz oder in Form eines Aerosols (kleinste Tröpfchen in der Luft). Dabei werden alle Oberflächen und die Luft gereinigt. Dies kommt nicht nur Gebrauchtwagenkäufern zugute, die gern ein frisch riechendes Auto haben möchten, sondern auch Allergikern und Asthmatikern, die auf hochwertige Atemluft angewiesen sind. Somit sind mittlerweile auch kleine Luftreiniger für den Privatgebrauch auf dem Markt, die empfindlichen Menschen einen höheren Lebensstandard durch saubere Luft gewährleisten.

Weiterhin wird der Stoff oft genutzt, um Fehler zu korrigieren, und zwar bereits in den Händen von Kindern, denn Tintenkiller beinhalten gelegentlich ebenfalls Wasserstoffperoxid. Dabei wird im kleinen Rahmen der Prozess des Papierbleichens wiederholt, der sich im Fachjargon „De-Inking" nennt. Kaum vorstellbar, dass ein Stoff, der Tinte verschwinden lässt, auch unsere Augen schützen kann. Besonders hochwertige Kontaktlinsenreiniger enthalten schließlich Wasserstoffperoxid. Dies ist darin begründet, dass die Sehhilfen von hoher Qualität luftdurchlässig sein müssen. Das Wasserstoffperoxid vernichtet nicht nur Keime und entfernt Schmutzpartikel, indem sich der Sauerstoff in Gasform freisetzt und die aufsteigenden Blasen den Schmutz mit sich nehmen, er diffundiert auch durch die Linse hindurch und sorgt so dafür, dass diese luftdurchlässig bleibt.

Aber Wasserstoffperoxid wäre nicht so vielseitig, wenn seine Fähigkeiten hier ein Ende gefunden hätten. Seit geraumer Zeit wird mit der Chemikalie auch im Bereich der Wasseraufbereitung geforscht, denn die Reinigung durch chlorhaltige Verbindungen birgt zahlreiche Herausforderungen, besonders deshalb, weil Chlor auch nur in geringem Maß für Lebewesen verträglich ist. Einige der gefährlichsten Stoffe für Menschen, Tiere und Pflanzen sind Cyanide. Diese Verbindungen finden sich beispielsweise in sogenanntem CS-Gas, besser bekannt als Pfefferspray, werden aber auch in giftigeren Kombinationen wie Zyankali besonders in der Goldschmiedekunst genutzt. Andere Cyan-Verbindungen finden sich ebenfalls in der Verarbeitung anderer Metalle oder im Bergbau. Diese Verbindungen wurden jahrelang mit Chlorbleichlauge, also Natriumhypochlorid, aus dem Abwasser ausgewaschen. Dies ist ein langwieriger Prozess, der weitere, toxische Abfallprodukte erzeugt, die mit weiteren schwefelhaltigen Chemikalien entfernt werden müssen. Dieses „weitere Entfernen" ist im Fachjargon mit „ausfällen" benannt. Bei dieser Prozedur entsteht nach der Zugabe weiterer Stoffe ein Feststoff, der auf den Boden sinkt und so leichter aus dem Wasser gefiltert werden kann. Alles in allem ist das Reinigungsverfahren mit Chlorbleichlauge dementsprechend noch verbesserungsfähig, besonders, weil komplexere Cyan-Verbindungen (besonders Cyano-Metalle) sehr schwer mit Chlor entfernt werden können. Ein anderes Mittel zur Wasseraufbereitung ist Aktivkohle, die allerdings mit hohen Kosten verbunden ist.

Somit musste zur Wasseraufbereitung eine andere Substanz gefunden werden. Versuche mit Wasserstoffperoxid ergaben, dass die Reaktionsfähigkeit gut und die Ergebnisse ebenfalls bemerkenswert sind. Das Verfahren wird UVOX genannt, da durch **UV**-Licht die Reaktionsgeschwindigkeit von Wasserstoffper**ox**id begünstigt wird. Innerhalb der Reaktion werden sowohl in privatem als auch in industriellem Abwasser die Cyan-Verbindungen aufgespalten, sodass entweder Stickstoff und Kohlendioxid durch Oxidation gebildet werden und gasförmig aus dem Wasser austreten oder durch Hydrolyse Ammonium-Verbindungen ausgefällt werden und ebenfalls $CO_2$ aufsteigt. In der Gesamtbetrachtung ist diese Art der Wasseraufbereitung schneller, kostengünstiger und effizienter, da auch sehr hartnäckige Kobalt-Verbindungen aus dem Wasser entfernt werden können. Derzeit wird noch daran gearbeitet, das instabile $H_2O_2$ weiterführend in die Wasseraufbereitung einzubringen.

Unter anderem die unter Chemikern als Fenton-Reaktion bekannte Verfahrensweise reinigt Luft, Wasser und Boden. Dabei dienen Eisensalze als Katalysator, der die Zersetzung des Wasserstoffperoxids beschleunigt. Bei dieser Reaktion entstehen Schlacken, die den Reinigungsprozess kompliziert gestalten, da sowohl die Wartung sehr aufwendig ist als auch die Prozesse stets betreut werden müssen. Derzeit werden für die

Wasseraufbereitung stetige Verbesserungen an der Verfahrensweise vorgenommen, um Arbeitsaufwand und damit Zeit und Kosten zu sparen.

In kleinerem Umfang wird Wasserstoffperoxid zur Wasseraufbereitung in Aquarien benutzt. Mehrere Oxidatoren nutzen diesen Stoff bereits als Unterstützung, um den Sauerstoffgehalt in dem stehenden Wasser zu regulieren. Dies verhindert sowohl die Verkeimung des Aquariums als auch übermäßige Algenbildung. Ebenfalls werden in Aquaristik-Foren zahlreiche Hinweise dazu gegeben und Vorgehensweisen diskutiert, wie die Chemikalie dem Aquariumsbesitzer eine Hilfe sein kann. Besonders bei der Neuaufstellung eines Aquariums oder bei der Reinigung kann Wasserstoffperoxid ein nützlicher Helfer sein.

Die Konzentration spielt bei Wasserstoffperoxid die wichtigste Rolle. Um einen Reinraum vollständig zu dekontaminieren oder Lebensmittelverpackungen zu sterilisieren, wird beispielsweise mindestens eine 30-prozentige Lösung benötigt. Für kosmetische Produkte ist ein maximaler Prozentsatz von sechs vorgeschrieben, dies gilt sowohl für Bleichmittel der Haare als auch der Zähne.

In höheren Konzentrationen wird Wasserstoffperoxid nur industriell für die Herstellung von Treibstoffen oder explosiven Materialien benötigt. Für Raumfahrt und Unterwasserseeboote war Wasserstoffperoxid im letzten Jahrhundert durchaus interessant, allerdings wird es heute kaum noch als Antrieb genutzt. Der Grund: Die Instabilität des Stoffes kann zu ungewollter Zersetzung, also auch zu Explosionen führen. Nichtsdestotrotz gibt es immer wieder Menschen, die versuchen, Sprengstoffe mit $H_2O_2$ herzustellen. Wer ein wenig chemisches Fachwissen hat, kann da durchaus auch etwas bewirken, allerdings ist die Beschaffung der notwendigen Materialien illegal, die Produktion langwierig und lästig und das Produkt instabil, wärme- und schlagempfindlich.

Eine weitere zerstörerische Wirkung zeigt sich, wenn das Wasserstoffperoxid eingesetzt wird, um seine ätzenden Fähigkeiten wirken zu lassen. Diese kommen besonders der Elektronikbranche zugute, da durch Wasserstoffperoxid die unerwünschten Metallpartikel, meist Kupfer, von Platinen und Wafer entfernt werden. So werden diese empfindlichen Teile gereinigt und können weiterverarbeitet werden.

# Ein Streifzug durch die Geschichte

**1818: Louis Jacques Thénard, Chemiker, entdeckt das Wasserstoffperoxid.**

Die Geschichte von Wasserstoffperoxid beginnt für uns mit der ersten belegten Synthetisierung 1818. Zum damaligen Zeitpunkt war Chemie weder besonders sicher noch erwähnenswert präzise – zumindest für heutige Verhältnisse. Louis Jacques Thénard war kein Mann, den man damit abtun sollte, dass er Dinge in Reagenzgläsern zusammenkippte und hoffte, sich dabei nicht selbst zu verletzen. Er war ein hochbegabter Naturwissenschaftler, der mit bekannten Größen wie Alexander von Humboldt und Claude Louis Berthollet mithalten konnte. Die Thesen von Berthollet zu Metallen zweifelte er übrigens an und forschte an diesen weiter. Eine nach ihm benannte Verbindung, das *Thénards Blau*, ist heute bei Chemiestudenten vielleicht eher unter Kobaltblau bekannt. Dabei handelt es sich um eine Cobalt-Aluminium-Verbindung, genauer gesagt um *Cobaltaluminat* ($CoAl_2O_4$). Thénard erforschte neben Metallen und deren Oxiden auch andere Sauerstoffverbindungen. Diese Forschungen brachten ihm die Entdeckung des Wasserstoffperoxids ein, denn er untersuchte Bariumperoxid und brachte dieses vorerst mit Salzsäure zusammen. Dabei erreichte er eine schwache Konzentration von $H_2O_2$ und Bariumchlorid. Für bessere Ergebnisse nutzte er anschließend Salpetersäure und später Schwefelsäure. Seine letzte Versuchsreihe mit Schwefelsäure wurde lange Jahre genutzt, um Wasserstoffperoxid herzustellen. Dieses wurde ursprünglich hauptsächlich zum Bleichen von Holz und Papier eingesetzt, obwohl die desinfizierende Wirkung bereits bekannt war. Allerdings wurde es als Desinfektionsmittel schnell durch andere Mittel abgelöst, die in der Masse und notwendigen Reinheit besser herzustellen waren, denn die Methode mit Schwefelsäure führte lange Zeit nur zu verunreinigtem $H_2O_2$, was die desinfizierende Wirkung ad absurdum führte.

**1863: Meissner erbringt den Nachweis von Wasserstoffperoxid in Regenwasser.**
**1888: MD Love beschäftigt sich ausführlich mit den Eigenschaften von $H_2O_2$.**

Nicht nur die chemischen Eigenschaften, wie beispielsweise die steigende Viskosität bei sinkender Temperatur, interessierten den Mediziner, er gab ebenfalls an, dass er nach sechsmonatigen Versuchen bestätigen könne, dass die Flüssigkeit nicht nur Oberflächen sterilisiert, sondern auch bei Diphtherie, Scharlach, Erkältungen und Keuchhusten eine Linderung bewirkt. Er gab einem an Scharlach erkrankten Jungen eine verdünnte Lösung über die Nase. Auch bei anderen Patienten wandte er eine Nebenhöhlen-Spülung an und konnte nicht nur bei Erkältungen, sondern auch bei Asthma und Husten eine Verbesserung der Symptome erkennen. Er führte dies zurück auf die Desinfektion der Schleimhäute, gab aber explizit an, dass er nicht das $H_2O_2$ für die Heilung verantwortlich macht, sondern er erkannte die unterstützende Wirkung der Chemikalie an.

**1869: AF MD Comes nutzt Wasserstoffperoxid als Blutgerinnungsmittel.**

Er erklärte, dass es kein besseres, schnelleres Mittel gegen Nasenbluten gibt als Wasserstoffperoxid, da dieses das Blut sofort gerinnen ließe.

**1890: MD Robert Morris nutzt $H_2O_2$ zur Heilung von Abszessen.**

Der Arzt entdeckte, dass er mit Wasserstoffperoxid ein Mittel in den Händen hält, mit dem er schmerzhafte und schlimme Entzündungen so desinfizieren kann, dass die Gefahr einer neuen Infektion nahezu ausgeschlossen ist.

**1892: Erkenntnisse zur Reinigung der Gehörgänge durch MD Walter Johnson werden veröffentlicht.**

Er gab an, dass die Lösung alle paar Tage frisch angesetzt werden sollte, um die Reaktivität und somit die Heilungschancen aufrechtzuerhalten.

**1894: Richard Wolffenstein stellt reines $H_2O_2$ per Vakuumdestillation her.**

Es dauerte beinahe 80 Jahre nach der Entdeckung durch Thénard, bis Richard Wolffenstein endlich einen Weg fand, dass Wasserstoffperoxid mithilfe von Vakuumdestillation von den Verunreinigungen und auch von Wasser zu trennen. Bis heute wird diese Destillation noch durchgeführt, um die Reinheit der Chemikalie zu erhöhen, die ursprünglich den Namen Sauerstoffwasser trug. Noch wenigstens weitere 50 Jahre dauerte es – bis Mitte des 20. Jahrhunderts –, bis das Anthrachinon-Verfahren für eine effizientere Methode erklärt wurde, um $H_2O_2$ zu synthetisieren. Mittlerweile wurden auch Synthesen mit Palladium oder Gold genutzt, um Wasserstoffperoxid herzustellen. Während es zu dieser Zeit hauptsächlich in Bleichmitteln für Haare, Holz oder Papier enthalten war, konnte es nun auch in ausreichenden, reinen Mengen für die Humanmedizin hergestellt werden.

**1896: AM MD Comes nutzt $H_2O_2$ als blutstillendes Mittel bei zahlreichen offenen Wunden.**

Weiterhin etablierte sich das Mittel nun, da es in großen Mengen hergestellt werden konnte, auch als allgemeines Desinfektionsmittel, welches vielleicht dem einen oder anderen von Ihnen noch durch Eltern oder Großeltern aus dem eigenen Haushalt bekannt ist.

**1901: MD Reid berichtet über die Wasserstoffperoxid-Behandlung von acht Patienten mit schwerer Lungenerkrankung – sieben Patienten sterben binnen weniger Tage.**

Eine nachvollziehbare Schlussfolgerung zu der umfangreichen Desinfektion war jedoch, dass das Sauerstoffwasser auch bei anderen Erkrankungen helfen müsse, da es schließlich zahlreiche Keime unschädlich machen könne. Also wurde es auch oral verabreicht. So wurde auch mit Asthmatikern experimentiert und auch Patienten mit Lungenentzündung wurden zu Zeiten des Ersten Weltkrieges nicht nur oral, sondern auch intravenös mit verdünntem Wasserstoffperoxid versorgt. Auch diese Versuche sollen positive Ergebnisse erbracht haben. Die Heilung des einen Patienten von MD Reid führte er auf das Wasserstoffperoxid zurück.

**1919: 25 Personen mit Lungenentzündung werden in Indien als letzter Ausweg der Ärzte intravenös mit $H_2O_2$ behandelt. 13 werden wieder gesund, 12 sterben.**

1920 veröffentlichten Oliver und Kollegen den Bericht über ihren Einsatz in Busrah, Indien. Dort kämpften Sie gegen eine Welle von Lungenentzündungen und zahlreiche Patienten sprangen nicht auf die üblichen Behandlungsmethoden an. Einer der Ärzte berichtete von der Wirkungsweise von Wasserstoffperoxid und man beschloss innerhalb der Gruppe, es als letzte Instanz an den Patienten auszuprobieren. Zuerst wurde derjenige behandelt, der dem Tod am nächsten war. Er lag im Delirium und war dabei sehr unruhig. Die Ärzte achteten streng darauf, die Infusion des Wasserstoffperoxids in Kochsalzlösung sehr langsam zu verabreichen, um eine Embolie, also die Bildung von Gasbläschen in den Blutbahnen, zu verhindern. Nach der intravenösen Verabreichung einer verdünnten Lösung wurde sein Schlaf ruhiger und sein Fieber sank vorerst ab, dann erhöhte sich seine Temperatur wieder für einige Stunden und sank schließlich endgültig in den normalen Bereich. Die Untersuchung der 12 verstorbenen Patienten, von denen neun nach der Infusion weder Besserung noch Verschlechterung zeigten, ergab keinen Hinweis auf eine Gasembolie.

**1922: McLeod und Gordon untersuchen die Produktion von Wasserstoffperoxid durch Pneumokokken.**

Pneumokokken gehören zu den Streptokokken und sind somit Bakterien, die in sauerstoffarmer Umgebung schwere Entzündungen verursachen. Dazu gehören nicht nur Mittelohrentzündungen, sondern auch Lunge und Hirnhaut können betroffen sein. Unter Laborbedingungen prüften die Wissenschaftler, inwieweit Pneumokokken Wasserstoffperoxid produzieren und kamen zu dem Schluss, dass die Bakterien in Anwesenheit von Sauerstoff, aber in Abwesenheit von Katalase Wasserstoffperoxid produzieren. Das liege daran, dass diese anaeroben Zellen sich selbst töten, da sie einen Stoff produzieren, der ihnen schadet.

**1947: Edward Carl Rosenow untersucht die Aktivierung des Immunsystems durch Wasserstoffperoxid.**

Rosenow experimentierte in Laborbehältnissen mit Bakterien und Proteinen. Er stellte fest, dass eine erhöhte Immunantwort der Proteine bei der Anwendung von $H_2O_2$ eintritt, sofern er die Abläufe unter erhöhter Temperatur durchführe. Unter den von ihm gestellten Bedingungen wurden die Immunproteine aktiviert und die Bakterien final bekämpft, allerdings konnte er aus seinen Experimenten nicht schließen, welche Prozedur am lebenden Objekt vorgenommen werden muss, um die Beseitigung der Bakterien zu gewährleisten. Rosenow gab im Laufe seiner Karriere an, dass Streptokokken, die er mithilfe von Wasserstoffperoxid unschädlich gemacht hat, neben den bekannten Entzündungen auch für psychische Erkrankungen verantwortlich wären.

### 1957: Holman heilt mithilfe von Wasserstoffperoxid eine Ratte von Krebs.

Wie bei jeder für medizinische Zwecke relevanten Substanz wurden auch Forschungen an der Geißel der Menschheit – Krebs – vorgenommen. R. A. Holman implantierte seinen Labortieren bösartige Tumore und versetzte anschließend das Trinkwasser mit handelsüblichem Wasserstoffperoxid. Sein Artikel beinhaltet die Angabe, dass über eine Behandlungsdauer zwischen 15 und 60 Tagen wenigstens die Hälfte der Tiere genesen ist. Holmans These besagt, dass der reaktive Sauerstoff des Wasserstoffperoxids ähnlich einem freien Radikal der Strahlentherapie die Tumore zersetzt. Er berichtet in seinem Artikel jedoch weiterhin, dass die Injektion von Wasserstoffperoxid in die Tumore bisher keinerlei Wirkung gezeigt habe.

**1962: Mallams, Finney und Balla untersuchen an Tieren und Menschen die hilfreiche Wirkung von Wasserstoffperoxid im Kampf gegen maligne Tumore.**

Die Wissenschaftler experimentierten mit Injektionen verdünnter Wasserstoffperoxid-Lösung, um die These zu verifizieren, dass eine Bestrahlung der bösartigen Krebszellen mehr Effekt hat, je höher der Sauerstoffgehalt im Blut ist. Die Injektionen verursachten einen regionalen Anstieg des Sauerstoffgehaltes und wurden als nicht toxisch eingestuft.

**1963: Reinhard Ludewig veröffentlicht „Experimenteller Beitrag zur epikutanen und intraoralen Anwendung hochprozentiger Wasserstoffperoxid-Lösungen".**

Zu der Verbreitung von Wasserstoffperoxid im medizinischen Bereich konnte Reinhard Ludewig einen großen Teil beitragen: Der spätere Direktor an der Leipziger Universität (pharmakologisches Institut) wurde für seine Verdienste im Bereich der

Pharmakologie und Toxikologie 2012 mit dem Bundesverdienstkreuz ausgezeichnet. Seine Arbeit über die Toxizität von Wasserstoffperoxid gibt an, dass dieses zwar zytotoxisch ist, also Zellen vernichten kann, allerdings nicht die gesunden menschlichen Zellen angreift, sondern erst Viren, Bakterien und Sporen vernichtet.

**1964: Balla und Kollegen veröffentlichen Forschungsergebnisse zu schnellerer Wundheilung nach Behandlung des Patienten mit Wasserstoffperoxid.**

Die Wundheilung nach der Entfernung von Karzinomen gestaltet sich gelegentlich als besonders schwierig. Das Immunsystem ist durch die Chemotherapie und die Operation sehr geschwächt und damit beschäftigt, den Körper in diversen Belangen wiederaufzubauen. Die Injektion von Wasserstoffperoxid und Heparin hat dem Team um MD G. A. Balla geholfen, die Patienten zu behandeln. Die Wundheilung wurde schneller abgeschlossen und die Narbenbildung fiel geringer aus, als es zu erwarten gewesen wäre.

**1965: Urschel et alii forschen an der Heilung von Herzinsuffizienzen nach Infarkten und anderen kardiologischen Erkrankungen.**

Herzrhythmusstörungen bleiben häufig nach der Herzrhythmusmassage bei einem Patienten bestehen. Urschel und seine Mitarbeiter testeten die intravenöse Gabe von Wasserstoffperoxid an Hasen und Ziegen, um zu zeigen, dass Herzschlag und Blutdruck durch Gabe einer geringen Menge stark verdünnten Wasserstoffperoxids wieder in den Normalbereich gebracht werden können.

**1967: Sasaki und andere zeigen Ergebnisse bei der Krebsbekämpfung mit Wasserstoffperoxid.**

Die Ärzte gaben mehr als 20 Patienten über mehrere Monate hinweg Wasserstoffperoxid. Die Symptome der Tumore hätten sich drastisch verbessert und nur wenige Patienten hätten starke Schmerzen von der Infusion bekommen. Im Fazit ihres Berichts geben die Autoren an, dass anhand dieser 21 präoperativ behandelten Krebspatienten nachgewiesen sei, dass Wasserstoffperoxid keinen Schaden anrichte.

**1968: Ein Patient stirbt nach der Injektion von Wasserstoffperoxid.**

Die Ampullen waren nicht beschriftet und anstelle von Glukose wurde dem Patienten Wasserstoffperoxid injiziert. Er erlag einer Gasembolie: Der abgespaltene Sauerstoff hatte innerhalb der Blutgefäße zu Blasenbildung geführt.

**1969: Die Wirksamkeit von Wasserstoffperoxid im sauren Milieu der Ascorbinsäure (Vitamin C) wird wissenschaftlich durch T. E. Miller untersucht.**

Miller untersuchte, wie sich Wasserstoffperoxid auf Bakterien auswirkt. Er erzeugte die erhöhte Produktion von $H_2O_2$ durch die Zellen unter intravenöser Zugabe von Ascorbinsäure. Dabei behauptete er, dass die Reaktion mit der Ascorbinsäure freie Radikale freisetze, die dann die Bakterien angreifen und außer Gefecht setzen würden. Heute ist bekannt, dass der Begriff „freie Radikale" nicht auf den freigesetzten Singulett-Sauerstoff des Wasserstoffperoxids zutrifft. Dennoch besteht nun die Annahme, dass Krebszellen mithilfe von Sauerstoff aus Wasserstoffperoxid beseitigt werden können, da diesen die notwendigen Enzyme fehlen würden, um den Sauerstoff nutzbringend zu verwerten.

**1972: Boveris, Ochino und Chance entdecken, dass Wasserstoffperoxid auf zellularer Ebene hergestellt wird.**

Die Wissenschaftler erbrachten den Nachweis mithilfe von Laborratten und der Reaktion und Harnsäurezugabe mit Peroxidase.

**1975: Root und Kollegen untersuchen den Vorgang der Phagozytose.**

Während der Experimente erkannten sie die Relevanz von Wasserstoffperoxid für die Funktionalität des menschlichen Immunsystems: Während der Phagozytose, einem Prozess, der es Immunzellen ermöglicht, schädliche Zellen aufzunehmen und unschädlich zu machen, dringe das $H_2O_2$ in die Granulozyten (Teil des Immunsystems) ein und erhöhe deren abwehrende Fähigkeiten.

**1980: Nathan und Cohn untersuchen die Wirkung von Wasserstoffperoxid bei der Bekämpfung von Lymphomen an Labormäusen.**

Ein Jahr später veröffentlichten die gleichen Wissenschaftler einen Artikel darüber, dass Tumorzellen mithilfe von Wasserstoffperoxid bekämpft werden konnten, ohne dem Wirt großen Schaden zuzufügen (in Übersetzung: „mit geringer Toxizität für den Wirt.“).

**1981 ist auch das Jahr, in dem „Father Peroxide" seinen Durchbruch hat.**

Richard Willhelm, Priester und großer Verfechter der Einnahme von Wasserstoffperoxid, gründete ECHO – Enlightened Catholic Health Organization. Er und seine Organisation hatten es sich zur Aufgabe gemacht, die Zusammenhänge zwischen bakteriellen Infektionen und psychischen Erkrankungen aufzudecken. Eine seiner Thesen war, dass die orale Einnahme von Wasserstoffperoxid eine Entkeimung auslöse, wodurch nicht nur psychische Erkrankungen wie Depressionen geheilt werden, sondern auch chronische Erkrankungen (Arthritis, Multiple Sklerose und Ähnliche) gelindert werden könnten.

Der ehemalige Physiker und Prediger bei der Armee versprach seinem Tutor am Sterbebett, die Auswirkungen bakterieller Infektionen zu ergründen und der Menschheit diesbezüglich zu helfen. Nachdem er mittels Zugabe von Ozon altes Blut wieder zu einer gesunden Farbe oxidiert hatte, erkannte er, dass nur Sauerstoff allein die Lösung für alle gesundheitlichen Probleme sein könne. Er verknüpfte dies mit den Heiligen-Sagen um die Quelle in Lourdes, die er untersuchte. Bei der Analyse des Wassers stellte er fest, dass das Wasser mit Wasserstoffperoxid versetzt war. Die Ortschaft, die mit mehreren Wundern in

Verbindung gebracht wird, liegt am Fuß der Pyrenäen. Bergwasser ist häufig mit Wasserstoffperoxid angereichert, da die Quellen oft weit oben liegen, wo das mit $H_2O_2$ angereicherte Eis der Kuppe in die Bergbäche schmilzt.

Der später „Father Peroxide“ oder auch „Peroxide Priest“ genannte Physiker arbeitete eng mit Carl Rosenow zusammen, der sich bereits mit Streptokokken und deren Wirkungsbereichen und Funktionsweisen beschäftigte. Seine Begeisterung für das Sauerstoffwasser spiegelt sich in der Bezeichnung seiner eigenen kleinen Religion wider: C A T $H_2$ $O_2$ L I C.

**1983: Kemper und Kollegen untersuchen im Echokardiogramm die Wirksamkeit von Wasserstoffperoxid bei Herzproblemen.**

Der Artikel beschreibt, wie mehreren Labortieren Wasserstoffperoxid injiziert wurde, um anschließend das Verhalten von Herzschlag, Blutdruck und anderen Parametern messen zu können. Es erfolgte im Ergebnis, dass sich keine bedrohlichen Änderungen der Werte bei den Versuchstieren ergaben.

## 1986: MD PhD Charles Farr äußert sich zu intravenöser Anwendung von $H_2O_2$.

Ende das Jahres 1986 veröffentlichte Charles Farr, seines Zeichens Doktor der Philosophie und Medizin, einen Artikel über die intravenöse Anwendung verschiedener Konzentrationen von Wasserstoffperoxid. Dabei griff er auf Berichte aus der ersten Hälfte des 20. Jahrhunderts zurück, in denen nur erfolgreiche Infusionen erwähnt werden und keine Sterbefälle mit Wasserstoffperoxid direkt in Verbindung gebracht werden. Seine Aussagen belegte er mit den Experimenten, da bei den Patienten die Blutwerte betrachtet wurden und dort keinerlei nennenswerte Veränderung stattgefunden hätte. Die Dosierung von Wasserstoffperoxid zur intravenösen Behandlung diskutierte er sehr genau, bewegte sich dabei im Bereich von Konzentrationen unter 0,3 % und mahnte zur Vorsicht im Umgang mit der Chemikalie.

Er forschte weiter an der Wirkung von Wasserstoffperoxid, sowohl bei intravenöser Verabreichung als auch bei der Durchführung von Einläufen und der Wundreinigung. Er gestand ein, dass bei der Anwendung von $H_2O_2$ in Hohlräumen Probleme eintreten können, da der Druck durch das entstehende Gas bei zu hoher Dosierung zu Rissen oder Schmerzen durch übermäßige Ausdehnung führen könne, davon sei bei oraler Einnahme besonders der Zwölffingerdarm betroffen. Im Jahre 1997 erhielt er ein Mahnschreiben von dem „Department of Health & Human Services“, indem er angehalten wurde, seine gesamten Arbeiten preiszugeben und die Forschung an Menschen mit Wasserstoffperoxid zu unterlassen, da er gegen den „Code of Federal Regulations“, also eine Sammlung von allgemeinen Gesetzen innerhalb der Vereinigten Staaten, verstieße. Seine Forschung würde Abschnitt 21, also die Bestimmung zu Lebensmitteln und Drogen – Arzneimittel inbegriffen – verletzen, darunter insbesondere die Abschnitte 50, Schutz der Menschen, und 56, institutionelle Prüfungsausschüsse. Einer der Vorwürfe lautete auf unvollständige und ungenaue Dokumentation der Versuchsreihen innerhalb der IBOMF (International Bio-Oxidative Medicine Foundation, Inc.), der Firma von MD PhD Farr. In seiner Abhandlung berichtete er von eigenen Experimenten an gesunden Personen, um die Parameter für eine Testreihe zu erhalten. Der Umfang seiner Studie wurde in seinem Artikel nicht erwähnt.

Allerdings berichtete er auch von Privatpersonen, die ihm positive Ergebnisse nach Selbstversuchen mitgeteilt hätten. Auch erwähnte er, dass sowohl die Sterblichkeitsrate einer Epidemie von Lungenentzündungen 1919 drastisch gesenkt werden konnte als auch die Behandlung eines Tuberkulose-

Patienten im Jahr 1904, der jedoch nur einmalig behandelt wurde. Da keine Besserung bei dem Patienten eintrat, wurde die Behandlung nicht wiederholt und er verstarb am Folgetag. Weiter ging Farr nicht auf diesen Fall ein. Ob der Patient möglicherweise wegen Verunreinigung des $H_2O_2$ oder zu hoher Dosierung verstarb, wird nicht erwähnt. Charles Farr musste sein Institut vor geraumer Zeit schließen, seine Antwort auf das Mahnschreiben wurde nicht veröffentlicht.

### 1992: Dr. Joseph Gordon unterstützt Farr.

Dr. Joseph Gordon aus Philadelphia nannte Charles Farr seinen Guru, da er durch dessen Seminare am IBOMF die wahre Wirkungsweise und die korrekte intravenöse Anwendung von Wasserstoffperoxid erkannt hatte. Wie Farr und zahlreiche andere war auch Gordon überzeugt, dass Wasserstoffperoxid aus finanziellen Gründen nicht angewandt und publik gemacht wird. Die oxidativen Fähigkeiten, die Heilungsmethoden bei chronischen Erkrankungen, sogar Erfolge bei HIV und Krebs wären enorm und lediglich die Pharmaindustrie würde das Mittel von der verdienten Erfolgsgeschichte abhalten, da sich mit Wasserstoffperoxid kein Geld gewinnen lasse.

Die Liste derjenigen Krankheiten, die mit der intravenösen Behandlung von Wasserstoffperoxid wenigstens gelindert, wenn nicht sogar geheilt werden können, umfasst etwa 30 verschiedene Erkrankungen, darunter werden neben Erkältungen, bakteriellen und viralen Erkrankungen wie Herpes auch Clusterkopfschmerzen, chronische Erkrankungen und Alzheimer erwähnt. Die Liste liest sich wie bei vielen anderen Wunderheilmitteln, die Nebenwirkungen, die Gordon zuvor nennt, bezeichnet er ausdrücklich als mögliche Nebenwirkungen, die er auch nur erwähnen müsse, weil er sonst niemanden behandeln dürfe.

**1993: Ein Artikel wird ohne Angaben zum Autor veröffentlicht, der die gesamte Peroxid-Therapie in Frage stellt.**

Der anonym erschienene Artikel erklärt, wofür in den letzten Jahren und Jahrzehnten Wasserstoffperoxid in der Humanmedizin genutzt wurde, ohne entsprechende Forschungen betrieben zu haben. Es wird herausgearbeitet, warum die *American Cancer Society* den Betroffenen abrät, eine oxidative Therapie als Heilungschance zu betrachten. Der Autor geht dabei nicht nur auf Wasserstoffperoxid, sondern auch auf andere Oxidationsmittel der Alternativmedizin ein, so zum Beispiel Ozon. Der Autor erklärt, dass einige der Verfechter der Wasserstoffperoxid-Therapie keine medizinische Ausbildung hätten und dass diejenigen, die dennoch eine haben, nicht auf ausreichende, wissenschaftliche Befunde zurückgreifen könnten, dass Wasserstoffperoxid ein wirksames Mittel gegen Krebs, AIDS oder andere, gravierende Erkrankungen ist.

Er erklärt, dass die Anwendung von Wasserstoffperoxid in den medizinischen Artikeln der vergangenen Jahre niemals ohne andere Substanzen stattgefunden hat und betont die Unprofessionalität einiger Publizisten, die entweder keinerlei Warnhinweise zur Nutzung der Chemikalie machen oder sogar Dosierungen im zweistelligen Bereich empfehlen, was nachweislich schwere Verletzungen und sogar den Tod hervorrufen kann.

**1994: Weitere Forscher beschäftigen sich mit der oxidativen Therapie zur Bekämpfung von Tumor-Zellen.**

Es wurden lediglich vielversprechende Ergebnisse erzielt, die weitere Forschungen verlangen.

**2003: Zarcone und andere erforschen die Funktionalität von Vaginal-Spülungen mit Wasserstoffperoxid zur Heilung von bakterieller Vaginose.**

In einer Studie wurden beinahe 60 Frauen zwischen 18 und 42 Jahren eine Woche lang täglich mit Wasserstoffperoxid behandelt. Die Spülung mit dreiprozentiger Lösung ergab eine vollständige Heilung der bakteriellen Infektion sowie eine Beseitigung des üblen Geruchs, und das in einer Zeit von zwölf Wochen in beinahe 90 Prozent der Fälle.

**2009: Auch auf dem asiatischen Kontinent wird daran geforscht, wie sich Wasserstoffperoxid in therapeutischer Form auf Krebszellen auswirkt.**

Yoshisaki und seine Kollegen erforschten die Unterdrückung von Tumorzellen an Labormäusen, fanden jedoch nur heraus, dass in vielen Fällen eine Unterdrückung merkbar war. Eine Heilung hat nicht stattgefunden und erneut handelte es sich nicht um eine Langzeitstudie.

Im selben Jahr stellte M. Murphy fest, dass der menschliche Körper $H_2O_2$ gezielt einsetzt, um Proteine zu aktivieren oder zu deaktivieren. Der Vorgang sei reversibel, Wasserstoffperoxid wurde somit nicht mehr als Abfallprodukt bei körperlichen Vorgängen betrachtet.

Otter und French veröffentlichten ihre Laborergebnisse: Die Bedampfung bakterienverseuchter Oberflächen mit Wasserstoffperoxid wirke binnen eineinhalb Stunden steril – es war die Geburtsstunde der gasförmigen Raumsterilisation.

**Allgemein:**

Wie Sie sehen, gab es bis zu Beginn dieses Jahrtausends eine aufregende Zeit für die Erforschung der Eigenschaften von Wasserstoffperoxid. Erst um die Jahrtausendwende konnte die Relevanz von Wasserstoffperoxid innerhalb unseres Körpers erforscht werden. Bedauerlicherweise sind die meisten der Forschungsansätze aus verschiedenen Gründen mehr oder minder im Sand verlaufen. Dennoch ist bis heute der Ruf nach vollständiger Aufklärung hörbar, was die medizinische Anwendung der Chemikalie anbelangt.

Neben den bereits erwähnten Forschungsgebieten wurde Wasserstoffperoxid als Heilmittel für diverse Erkrankungen genutzt und untersucht. Allerdings konnte bis heute keine eindeutige Wirksamkeit in Bezug auf die Heilung von Cholera, Keuchhusten, Lungenentzündung, Gelbfieber, Typhus, Tuberkulose, HIV und Aids, Asthma oder Krebs bestätigt werden.

Weder die orale Einnahme, sei es hoher oder niedriger Konzentration, noch die lokale Injektion oder die intravenöse Gabe von niedrig dosiertem Wasserstoffperoxid konnten relevante, empirische Ergebnisse liefern.

Kritiker dieser Art der oxidativen Therapie geben zu bedenken, dass einerseits Todesfälle und schwere Verletzungen durch die Einnahme oder Injektion von $H_2O_2$ zu verzeichnen sind, andererseits besteht jedoch auch die Möglichkeit einer Pseudo-Wirkung ähnlich eines Placebos. Besonders bedenklich sind die Hinweise, dass für diese Angelegenheit so wichtige Personen wie Pater Richard Willhelm keinerlei medizinische Fachkenntnisse haben oder Charles Farr, der durchaus ein Medizinstudium absolviert hat, ermahnt wurde, weil er keine empirischen Belege für seine Therapieansätze hatte.

Mit besonderer Skepsis sollten auch die Forschungsergebnisse über die Krebsbekämpfung betrachtet werden: Erwiesenermaßen haben tierische Immunsysteme nicht die gleichen Möglichkeiten, Wasserstoffperoxid zu verwerten, wie menschliche Körper. Dies liegt unter anderem in unterschiedlichen Katalase-Gehalten begründet.

Weiterhin wurde den Labortieren der Krebs jeweils implantiert, es handelte sich also in den meisten Fällen nicht um körpereigene, mutierte Zellen, sondern ohnehin um Fremdkörper. Somit ist bisher noch kein Forscher dazu in der Lage gewesen, eindeutig eine Wirksamkeit von Wasserstoffperoxid gegen maligne Zellen nachzuweisen. Bevor wir uns gemeinsam ansehen, was in den letzten zehn Jahren geschah, lassen Sie uns vorerst den Stoff selbst genauer betrachten.

# Wasserstoffperoxid in der Natur

Dihydrogeniumdioxid ist keine synthetische Erfindung der Menschheit, auch wenn erst nach der künstlichen Herstellung des Stoffes entdeckt wurde, dass sich die Chemikalie auch in der Natur nutzbringend finden lässt. Auf natürlichem Weg entsteht $H_2O_2$, wenn der aus Wasser bestehende Regen durch die Ozonschicht fällt und dort mit Sauerstoff angereichert wird. Ozon ist ein Dreifach-Sauerstoffmolekül, dessen Stabilität nicht sehr hoch ist. Anstatt sich weiterhin mit zwei Sauerstoffatomen zu verbinden, entfernt sich also ein Sauerstoffatom vom Ozon und bindet sich an das Regenwasser. So entsteht Sauerstoff ($O_2$) und Wasserstoffperoxid, der Sauerstoff bleibt in Gasform in der Atmosphäre und der nun teilweise sehr sauerstoffhaltige Regen oder Schnee fällt auf die Erde.

Dass nach einem Regenschauer die Luft sauberer ist, ist dementsprechend dem Wasserstoffperoxid geschuldet, da dieses seinen zusätzlichen Sauerstoff abgibt, sobald sich Stoffe finden, die sich mit dem Sauerstoffradikal verbinden können. In unserer Atemluft sind das einige Anteile, da nicht nur Schadstoffe, sondern auch Keime, Pilzsporen und andere Partikel unsere Umwelt und die dazugehörige Luft verunreinigen. Dasjenige $H_2O_2$, welches nicht zur Reinigung der Luft aufgespalten wurde, fällt auf die Erde und versorgt dort die Pflanzen mit zusätzlichem Sauerstoff, sodass Wachstum und Gesundheit der Pflanzen gefördert werden. Die Flora speichert einen Teil des Wasserstoffperoxids und gibt diesen an uns Menschen weiter, sofern wir rohes Obst und Gemüse zu uns nehmen. Je mehr diese Produkte verarbeitet werden, desto mehr Sauerstoff geben sie ab, sodass das hilfreiche $H_2O_2$ nicht mehr in unsere Körper gelangt.

Unter anderem sorgt dieser Sauerstoff jedoch auch dafür, dass diverse Gebäude, darunter zahlreiche Gotteshäuser, grüne Kupferdächer bekommen, denn das glänzende Kupfer reagiert gerne mit Sauerstoff und wird zu Kupferoxid, das grünlich gefärbt und stumpf ist. Das würde auch ohne Wasserstoffperoxid geschehen, allerdings beschleunigt dies den Vorgang. Unter anderem sorgt dieser Stoff auch dafür, dass Textilien ausbleichen, so zum Beispiel Flaggen, die für längere Zeit der Witterung ausgesetzt sind. Besonders in Kombination mit Sonnenlicht schreitet der Bleichvorgang schneller voran, da Wärme die Zersetzung von $H_2O_2$ begünstigt.

Jedoch profitiert nicht nur unsere Umwelt von dieser oxidativen Verbindung, sondern auch Menschen und Tiere, ganz ohne aktives Zutun unsererseits. Bevor ich Ihnen erläutere, was Wasserstoffperoxid mit Verhütung zu tun hat, stelle ich Ihnen kurz den Bombardierkäfer vor:

Dieses skurrile Tier beschießt mithilfe von $H_2O_2$ seine Feinde mit einem bis zu 100 ° Celsius heißem Gasgemisch – ohne sich dabei selbst zu verletzen. Um diesen Verteidigungsmechanismus einsetzen zu können, hat er nicht nur einen sehr beweglichen Unterleib, sondern auch zwei Kammern darin, die mit Chemikalien gefüllt sind. Mutter Natur war voraussehend und hat dem Käfer die Flügel kürzer als den Hinterleib gestaltet, damit er sich in einer Gefahrensituation nicht selbst verletzt. Außerdem sind die Blasen, in denen er die Reagenzien aufbewahrt, besonders stabil gebaut, damit die Flüssigkeiten nicht ungewollt im Käfer reagieren. Eine der Kammern beinhaltet Hydrochinon, die andere Kammer enthält Wasserstoffperoxid. Der Käfer gibt in der Gefahrensituation die Chemikalien wohl dosiert in die sogenannte Explosionskammer und fügt Katalysatoren hinzu. Die Katalysatoren sorgen für eine nahezu unmittelbare Reaktion und es entsteht ein heißes, giftiges Gasgemisch, welches von dem Käfer auch vor dem eigenen Körper angewandt werden kann. Bei dieser Reaktion entstehen Wasser, Sauerstoff und Chinon, ein giftiger und stark übelriechender Stoff, der den Gegner nicht nur vertreibt, er kann diesem auch Schaden zufügen.

Die Hitze entsteht durch die Aufspaltung von Wasserstoffperoxid zu Wasser und Sauerstoff, fachlich bezeichnet man dies als exotherme Reaktion. Dadurch, dass bei dieser Bombardierung auch Sauerstoff entsteht, ist sowohl der gut hörbare Knall, der dem Käfer seinen Namen verlieh, als auch das Herausschießen der Wehrstoffe erklärt, denn sobald $H_2O_2$ gespalten wird, benötigt das freie Sauerstoffatom mehr Platz, da es nun gasförmig wird. Weil die Reaktion sehr rasant abläuft, wird schlagartig mehr Volumen benötigt, was zu dem explosionsähnlichen Ausstoß der Gase und Flüssigkeiten aus dem Käfer führt und einen Knall verursacht.

**Wichtig:**
Gase benötigen mehr Platz als Flüssigkeiten oder Feststoffe, da die Elektronen in den Gasen wesentlich agiler sind als in den anderen Aggregatzuständen. Somit ist auch bei der Nutzung von $H_2O_2$ zu beachten, dass stets genügend Platz in den Aufbewahrungsbehältern ist oder diese nicht lange unbeaufsichtigt gelagert werden.

Lange Zeit ging die medizinische Forschung davon aus, dass Wasserstoffperoxid ein unerwünschtes Nebenprodukt in zahlreichen körperlichen Vorgängen ist. Doch durch neue Forschungsmethoden und verbesserte Labortechniken konnte Anfang der 2000-er Jahre ein Durchbruch in dieser Hinsicht erzielt werden: Der Körper setzt das produzierte Wasserstoffperoxid gezielt ein, um bestimmt Vorgänge zu beginnen oder aufzuhalten.

Wasserstoffperoxid ist, wie Sie gleich lesen werden, ein Stressindikator. Außerdem ist es neben der künstlichen Blondierung ebenfalls für die natürliche Entfärbung der Haare verantwortlich. Graue Haare entstehen, wenn übermäßiges Wasserstoffperoxid im Körper produziert und nicht in ausreichender Menge abgebaut wird. Wie andere unnötige Substanzen wird es auf verschiedene Weise aus dem Körper entlassen. Einer dieser Wege ist über das Haar. Dabei reagiert das überschüssige Wasserstoffperoxid mit der Haarfarbe und oxidiert diese – so werden die Haare grau-weiß.

Für eine lange Zeit wurde der freigesetzte Sauerstoff bei der Zersetzung von Wasserstoffperoxid für ein freies Radikal gehalten und dadurch für gefährlich erklärt. Mittlerweile ist klar, dass der Körper Wasserstoffperoxid aus unterschiedlichen Gründen herstellt und auch benötigt. Weiterhin stellte sich heraus, dass der Singulett-Sauerstoff keineswegs ein freies Radikal ist, das ziellos durch unseren Körper irrt. Schließlich fand die Wissenschaft heraus, dass das „freie Sauerstoffradikal“, das bei der Spaltung von $H_2O_2$ entsteht, sehr hilfreich ist, wenn es um Diabetes-Prävention und vielleicht sogar um eine Krebserkennung geht.

Das bedeutet nicht, dass Sie ab heute auf Kirschen und Himbeeren verzichten, um keinerlei Antioxidantien aufzunehmen, welche tatsächlich die freien Radikale im Körper auffangen und unschädlich machen. Diese Stoffe sind weiterhin wichtig für den Körper. Nichtsdestotrotz ist das im Körper gebildete $H_2O_2$ unter anderem für die Regulierung des Insulinspiegels zuständig. In diesem Zusammenhang ist der medizinische Fachbegriff „oxidativer Stress“ besonders relevant. Bei oxidativem Stress handelt es sich um eine in Stresssituationen besondere Form der Zuckerverarbeitung im Körper, wobei die normale Glykolyse durch Wasserstoffperoxid unterbrochen wird. Dieser Prozess, bei dem das zuckerverwertende Enzym GAPDH in seiner Wirkung gehemmt wird, wurde bis vor wenigen Jahren als schadhaft eingestuft. Die Unterbrechung wird von $H_2O_2$ verursacht, welches durch die Abgabe seines „überschüssigen“ Sauerstoffatoms das Enzym oxidiert und somit (vorübergehend) deaktiviert. Nach eingehender Untersuchung dieses Vorgangs wurde jedoch festgestellt, dass das Überleben einer Zelle mit dieser Änderung des Stoffwechsels gesichert wird.

Dadurch, dass das Enzym in seiner Funktion eingeschränkt wird, ist die Zelle gezwungen, ein anderes Produkt – NADPH – herzustellen, welches notwendig ist, um den Stress der Zelle zu dezimieren. Somit ist oxidativer Stress paradoxerweise dazu in der Lage, sich selbst einzudämmen. Diese Form des Stresses entsteht bei entzündlichen Prozessen wie unter anderem Rheuma. Welche Bedeutung dieser Stress für die Krebsforschung hat, erläutere ich Ihnen gerne im Rahmen des Themas „Neues aus der Wissenschaft“. Unser Körper ist dementsprechend dazu in der Lage, das in unterschiedlichen Prozessen hergestellte Wasserstoffperoxid mithilfe von Proteinen an die Stellen des Körpers zu bringen, an denen der Singulett-Sauerstoff benötigt wird – zum Beispiel zu einem Entzündungsherd bei Arthritis, Rheuma oder einer offenen Wunde.

Ein weiterer Aspekt in unserem Blutkreislauf ist die Verarbeitung von Vitamin C, bei der ebenfalls Wasserstoffperoxid entsteht. Diese wird benötigt, um diejenigen Hormone herzustellen, die für die Versorgung von Entzündungen zuständig sind: Prostaglandine.

Diese Hormone sind unter anderem für Gewebeerneuerungen zuständig, wurden aber zuerst in Sperma entdeckt, was uns in die nächste Körperregion bringt, in der Wasserstoffperoxid eine Bedeutung hat: Der Intimbereich. Interessant ist das Sperma, das dem Wasserstoffperoxid zum Opfer fällt, denn es konnte festgestellt werden, dass, sobald die weibliche Eizelle befruchtet wurde, $H_2O_2$ ausgesondert wird, um nachfolgende Spermien abzutöten und eine weitere Befruchtung zu verhindern. Etwa neun Monate später befindet sich eine größere Menge Wasserstoffperoxid in der ersten Muttermilch. Dies ist notwendig, um dem Säugling den notwendigen Sauerstoff zuzuführen, sodass dessen Immunsystem aktiviert werden kann. Auch in der späteren Muttermilch befindet sich noch ein merklicher Anteil der sauerstoffreichen Flüssigkeit.

Aber auch außerhalb des Geschlechtsverkehrs wird die Chemikalie vom Körper produziert, damit die empfindliche Vaginal-Flora vor Bakterien, Viren und Pilzsporen geschützt ist, denn die meisten dieser Schädlinge überleben in sauerstoffarmen Regionen besser. Wer sich mit der sensiblen Flora der menschlichen Geschlechtsteile und des Verdauungstraktes etwas auskennt, weiß, dass dort Milchsäurebakterien leben, um das notwendige Gleichgewicht zu halten. Diese produzieren das $H_2O_2$ und sorgen auf diese Weise dafür, dass die Schleimhäute geschützt sind.

In anderen Fällen produziert unser Körper gelegentlich dann die Chemikalie, wenn wir mit offenen Wunden zu kämpfen haben. Das Wasserstoffperoxid lässt den zweiten Sauerstoff frei, der sich dann an seine Arbeit macht und wie bereits auf den Schleimhäuten die Keime abtötet. Zurück bleibt Wasser, welches die Wunde direkt ausspülen kann.

Zusammenfassend heißt das für den menschlichen Körper, dass er sich selbst das notwendige $H_2O_2$ herstellt, um sich um entzündliche Probleme oder gefährliche Sporen oder Keime zu kümmern. In der Natur nimmt das Dihydrogeniumdioxid also grundlegende Aufgaben des Schutzes und der Reinigung war, besonders in Bezug auf unseren eigenen Körper, aber auch hinsichtlich Umwelt und Bombardierkäfer.

# Die Eigenschaften von Wasserstoffperoxid

Lassen Sie uns nun erforschen, warum $H_2O_2$ für uns tut, was es tut: Wie die chemische Formel angibt, besteht das Molekül aus je zwei Wasserstoff- und Sauerstoffatomen. Je reiner die Verbindung ist, desto instabiler ist sie. Dementsprechend ist es in der Vergangenheit häufig zu Unglücken gekommen. Wie Sie am Beispiel des Bombardierkäfers gesehen haben, wandelt sich Wasserstoffperoxid unter starker Druck- und mäßig starker Wärmeentwicklung in Wasser und gasförmigen Sauerstoff. Somit ist für den privaten Hausgebrauch nur

Wasserstoffperoxid in stabilisierter Form verkäuflich, die Lösung darf maximal 12 prozentig sein. Höhere Konzentrationen sind seit 2017 nur noch für gewerblichen respektive industriellen Gebrauch verfügbar.

Diese rechtliche Einschränkung musste gemacht werden, da unter anderem mithilfe von Aceton in saurer Umgebung ein verhältnismäßig instabiler Sprengstoff mit dem Namen Aceton-Peroxid, auch bekannt als APEX oder TATP, hergestellt werden kann. Dieses explosive Mittel soll auch bei den Anschlägen in Belgien 2016 zum Zuge gekommen sein. Ein anderer Grund könnte sein, dass die Zahl der Vergiftungen durch Wasserstoffperoxid in den letzten Jahren angestiegen ist. Oft sind es Kinder, die versehentlich das Mittel schlucken und dann mit der Gasentwicklung und den gereizten Magenschleimhäuten zu kämpfen haben.

In Reinform hat das $H_2O_2$ einen pH-Wert von 4 und ist somit so sauer wie manche Weinsorten. Es gilt als beinahe geruchs-, aber keineswegs als geschmacksneutral. Dennoch erkennt eine geübte Nase auch bei geringen Konzentrationen den beißend-stechenden Geruch von Wasserstoffperoxid. Er erinnert stets ein wenig an Blondierungsmittel. Der Stoff unterscheidet sich jedoch auch in seinen physikalischen und chemischen Eigenschaften von Wasser, denn auch seine zart bläuliche Färbung ist nur erkennbar, wenn es sich um große Mengen in hoher Konzentration handelt. Die Konzentration, mit der Sie Zuhause arbeiten, wird bei etwa 3 % oder weniger liegen, womit der pH-Wert sich bei 6 befindet und somit weniger ätzend auf Ihren Körper einwirken kann. Bekanntermaßen ist „pH-hautneutral“ in etwa gleichbedeutend mit dem pH-Wert 5,5, welchen unsere äußere Haut benötigt, um alkalischen Reaktionen vorzubeugen. Somit befindet sich unser Körper zumindest äußerlich stets in einem sauren Milieu.

Durch die weitere Bindung des Sauerstoffes und die Wasserstoffbrückenbindungen, die zwischen den Molekülen etwas stärker sind als bei Wasser, ist Wasserstoffperoxid bei Raumtemperatur kaum merklich zähflüssiger. Je niedriger die Temperatur jedoch ist, desto stärker werden diese Bindungen und die Flüssigkeit wird fester. Im Labor spricht man von höherer Viskosität.

Wasserstoffperoxid ist als Gas stark ätzend und kann zu Schäden der Atemwege bis hin zu Lungenödemen führen. Wenn Sie sich also wegen fehlerhafter Lagerung nicht sicher sein sollten, um welche Chemikalie es sich in dem vor Ihnen stehenden Behälter handelt, riechen Sie bitte wie ein Chemiker daran: Halten Sie das Gefäß einige Zentimeter vor Ihr Gesicht, nicht so, dass Sie Ihre Nase direkt über der Öffnung haben. Wedeln Sie nun mit der freien Hand die

Luft über dem Behälter in Ihre Richtung und riechen Sie vorsichtig daran. Falls Sie nichts riechen, können Sie das Gefäß näher zu sich bringen. Auf diese umsichtige Weise verhindern Sie, dass Sie durch direktes Einatmen der Gase eine Verätzung der oberen Atemwege erleiden.

Glücklicherweise liegt der Siedepunkt bei reinem Wasserstoffperoxid bei 150° C, sodass Sie selten in die Situation geraten werden, dass Sie von einem Wasserstoffperoxid-Nebel umgeben sind. Verringert sich jedoch die Konzentration, so ist der Siedepunkt beispielsweise bei 35-prozentiger Lösung bereits bei 108° C erreicht, um den Aggregatzustand zu ändern. Um festes $H_2O_2$ zu erhalten, müssen Sie den reinen Stoff auf unter 0,43° C herunterkühlen.

Allerdings können Sie große Mengen der Chemikalie auf diese Weise lange aufbewahren, ohne Qualitätseinbußen zu verzeichnen.

In den handelsüblichen Produkten sind dem $H_2O_2$ meist Stabilisatoren beigefügt, da das Produkt sonst verhältnismäßig schnell zerfällt. Die Kanister oder Flaschen bestehen meist aus dunklem oder lichtundurchlässigem Kunststoff, da Sonneneinstrahlung eine schnellere Zersetzung verursacht. Sofern Sie Wasserstoffperoxid Zuhause lagern möchten, ist es ratsam, das Produkt in den dafür vorgesehen Behältern zu lagern oder – falls Sie den großen Kanister nicht herumstehen lassen möchten – entsprechend kleinere

Gefäße anzuschaffen. Dafür empfiehlt sich ebenfalls Kunststoff, da bei falscher Lagerung ein Glasgefäß durch die Volumenzunahme bei der Zersetzung der Verbindung schnell zerspringt. Zugegebenermaßen ist bei der kleinen Konzentration die Wucht möglicherweise gering, aber Sicherheit geht vor. Wenn Sie also können, nutzen Sie bitte Kunststoffbehälter.

Da die Sprache während des Kapitels der Geschichte bereits kurz auf die Toxizität des Stoffes zu sprechen kam, kann ich Sie an dieser Stelle beruhigen: Wasserstoffperoxid ist zwar nicht ungefährlich, weist allerdings weder für Menschen oder Tiere noch für Pflanzen eine giftige Wirkung auf. Dennoch sollten Sie bei Konzentrationen über 3 % stets die Sicherheitshinweise einhalten.

Der Begriff Zytotoxizität soll in diesem Zusammenhang nicht unerwähnt bleiben. Zytotoxische Stoffe können den Zelltod herbeiführen, was in der Forschung um Wasserstoffperoxid immer wieder zu Kontroversen führte. Ist der Stoff gut für den Menschen oder nicht? Gänzlich konnte dieser Aspekt bisher nicht aufgeklärt werden, allerdings ist man sich insofern einig, dass der Zelltod von Viren und Bakterien durch Wasserstoffperoxid auf jeden Fall gewährleistet ist, weshalb es weiterhin als Desinfektionsmittel eingesetzt wird. Dabei gilt im Fall des Einsatzes von $H_2O_2$ nicht „viel hilft viel“, sondern frei nach Paracelsus „die Dosis macht das Gift“. Da der Körper selbst Wasserstoffperoxid zur Bekämpfung zahlreicher Schädlinge nutzt, kann eine geringe Dosis auf einer frischen Wunde unterstützend wirken. Der dauerhafte Einsatz der Chemikalie hingegen kann auch zur Schädigung der gesunden Zellen führen.

Da Wasserstoffperoxid leicht sauer ist, ist es nicht verwunderlich, dass es sich in einer sauren Umgebung stabiler hält als in einer basischen. Kommt es mit alkalischen Substanzen wie Seife, Spülmittel oder Ähnlichem in Kontakt, zersetzt es sich schneller als unter UV-Licht. Entgegen mancher Aussagen ist der freigesetzte Wasserstoff bei der Zersetzung von Wasserstoffperoxid kein freies Radikal. Diese Annahme erklärt jedoch, warum man über Jahrzehnte hinweg davon ausging, dass Wasserstoffperoxid ein im Körper unerwünschtes Nebenprodukt sei, da freie Radikale als schädlich gelten. Dennoch ist das als Singulett-Sauerstoff bekannte Atom eines der als ROS bekannten Aktiva. ROS steht für **r**eactive **O**xygen **S**pecies. Dazu zählen unter anderem auch Ozon ($O_3$), Hyperoxid-Anion (HOO), Hydroxyl-Radikal ($OH^-$) und das Hypochlorid-Anion ($HCl^-$).

Wasserstoffperoxid ist hochreaktiv, wenn es mit unedlen Metallen in Kontakt kommt. Zu den unedlen Metallen gehören Kupfer, Eisen, Zink, Aluminium und einige mehr. Kommt Wasserstoffperoxid mit diesen in

Berührung, bilden sich Oxide und Peroxide auf den Metallen. Eines der wohl bekanntesten alltäglichen Beispiele ist Rost – Eisenoxid.

Wie Sie bereits gesehen haben, wird auch in der Biologie mit dieser Chemikalie experimentiert. Einer der häufigsten Versuche, so beispielsweise die Untersuchungen von McLeod und Gordon an den Pneumokokken, ist der Test auf das Enzym Katalase. Katalase zersetzt Wasserstoffperoxid zu Wasser und Sauerstoff unter Schaumbildung. Dieses Enzym ist nicht nur im Blut von Säugetieren enthalten, sondern kann auch von manchen Keimen bereitgestellt werden, um das Wasserstoffperoxid für diese unschädlich zu machen.

In der Schulchemie wird dieser Versuch gelegentlich als „Eisbecher" bezeichnet. Dabei wird Tierblut in ein Behältnis gegeben und anschließend mit Wasserstoffperoxid versetzt. Es erfolgt umgehend eine sehr starke Schaumbildung.

Der Schaum ist relativ stabil und vermischt sich so mit dem Blut, dass das Ergebnis wie ein abstrakter Frucht-Eisbecher aussieht. Dieser Prozess findet ebenfalls bei der Wunddesinfektion statt. Die Menge des Schaumes und damit auch der freigesetzten Wärme ist abhängig von der Größe und Blutung der Wunde sowie von der Konzentration und Menge des Wasserstoffperoxids. Es kam bereits vor, dass bei der

Desinfektion großer oder tiefer Wunden mit Wasserstoffperoxid eine Bläschenbildung in den Blutgefäßen um die Wunde herum stattfand. Somit ist stets vorsichtig mit der Chemikalie umzugehen, um Gasbildungen in den Blutbahnen zu verhindern.

Ein anderes, besonders beliebtes Experiment ist „Elefantenzahnpasta“. Bei diesem Versuch wird in einem Reagenzglas etwas Spülmittel mit Kaliumiodid vermengt. Anschließend wird Wasserstoffperoxid hinzugegeben. Wie bei dem Katalase-Vorgang zersetzt sich auch hier das Wasserstoffperoxid zu Wasser und Sauerstoff, da das Kaliumiodid als Katalysator fungiert. Das Ergebnis ist eine Schaumentwicklung, die aus dem Reagenzglas hinausquillt und wie sehr dicke Zahnpasta aus der Tube aussieht. Besonders schöne und spannende Ergebnisse werden erzielt, wenn vor dem Wasserstoffperoxid bunte Lebensmittelfarbe hinzugegeben wird. Beide „Schaum-Experimente“ zeigen, wie stark die Wirkung von Wasserstoffperoxid sein kann.

Um in den Lehrinstituten mit Wasserstoffperoxid zu arbeiten, gibt es zahlreiche interessante und für Schüler spektakuläre Experimente. Gelegentlich wird mithilfe der ursprünglichen Herstellungsmethode – Bariumperoxid und Schwefelsäure – eine Glimmspannprobe durchgeführt. Die Gasentwicklung bei der Zusammengabe der Edukte lässt Sauerstoff aufsteigen, der wiederum ein glühendes Holzstäbchen entflammt (aufglimmen lässt).

Obwohl in nahezu allen Reaktionen immer das Wasserstoffperoxid diejenige Substanz ist, die andere Stoffe oxidiert, gibt es auch Stoffe, die reaktiver sind als Wasserstoffperoxid. Ob eine Chemikalie einen anderen Stoff oxidiert oder reduziert, hängt davon ab, welche Oxidationsstufe ein Element innerhalb des Moleküls hat. Da Wasserstoffperoxid dem Sauerstoff die Oxidationsstufe zwei erlaubt, hat der Stoff eine höhere Oxidationsstufe als sämtliche Chlor- oder Bromverbindungen und auch als viele andere Elemente je bekommen können. Mangan hingegen ist wahrlich ein Höhenakrobat: In der Verbindung als Permanganat ($MnO_4^-$) hat es die Oxidationsstufe sieben. Somit ist es reaktionsfreudiger als der Sauerstoff in dem $H_2O_2$ und es reduziert diesen in wässriger Lösung schlicht zu Wasser. Anschließend ist das Permanganat nur noch auf der Oxidationsstufe zwei.

Nahezu alle Reaktionen von Wasserstoffperoxid beruhen auf der Anwesenheit zusätzlicher Stoffe. Es reicht in den wenigsten Fällen, nur zwei Stoffe zusammenzugeben. Das liegt daran, dass die meisten Reaktionen einen kleinen Schubs brauchen. Dies geschieht entweder in Form von Aktivierungsenergie oder mithilfe eines Katalysators, um die Reaktion voranzutreiben.

Zum Glück benötigen Sie bei Ihrer Anwendung Zuhause weder das eine noch das andere, da Sie bei der Anwendung bereits alle notwendigen Umstände und Edukte haben: Wenn Sie eine Wunde desinfizieren wollen, so regt sowohl die Katalase aus Ihrem eigenen Blut als auch die der Keime die Zersetzung des $H_2O_2$ an. Die Schaumbildung drängt auf mechanischem Weg die Schmutzpartikel aus der Wunde und das Wasser spült diese aus. Die Keime werden unschädlich gemacht, da Sie mehr Wasserstoffperoxid hinzugeben, als diese verarbeiten können, und Ihre Wunde ist gereinigt. Zusätzlich zur Desinfektion hat die Reaktion mit Ihrer eigenen Katalase die Blutung gestoppt.

Bei der Anwendung im Garten oder bei Ihren Zimmerpflanzen stellen Sie diesen das Wasserstoffperoxid zur Verfügung, damit diese sich selbst den Sauerstoff daraus ziehen, was über das Erdreich mithilfe von Salzen geschieht oder die Pflanze zersetzt das Wasserstoffperoxid durch eigene Enzyme.

Kurzum: Bei allen Anwendungsmöglichkeiten, ob im Privathaushalt oder in der Industrie, wird Wasserstoffperoxid nur in Verbindung mit anderen Stoffen zur Reaktion gebracht – sei es die UV-Strahlung in der Wasseraufbereitung, die Katalase bei der Entfernung von Blutflecken auf der Kleidung oder das Ammoniak in Bleichmitteln.

# Vorteile der Nutzung

Von überall hören wir, welche unzähligen Mittel wir brauchen, um uns und unseren Lieben ein schönes, sauberes Heim zu bieten. Wir brauchen Reiniger für den Herd, für den Ofen, für die Fenster, für diejenigen Oberflächen, die mit Lebensmitteln in Berührung kommen, für die Oberflächen, die mit unserer Haut in Kontakt geraten, für die Fußböden, für die Kleidung, für den Körper, für das Geschirr und gelegentlich brauchen wir sogar Reinigungsmittel, um die Reinigungsutensilien zu reinigen. Wasserstoffperoxid hilft Ihnen zwar nicht, den Wahnsinn der Werbeindustrie aufzuhalten, aber Sie können sich mit diesem Mittel getrost aus dem Chaos zurückziehen und einen Großteil Ihrer täglichen Putzarbeit mit Wasserstoffperoxid vornehmen.

Einer der Vorteile an den reinigenden Eigenschaften des Sauerstoffwassers ist, dass Sie eine Vielzahl Ihrer Reinigungsmittel aussortieren können, aber auch den einen oder anderen Tiegel aus dem Medizin- und Kosmetikschrank. Sie sparen somit Platz, Zeit und Geld.

Da $H_2O_2$ in Wasser und Sauerstoff zerfällt, löst dieses weder allergische Reaktionen aus noch bleiben schmierende oder riechende Rückstände zurück und auch der Umwelt wird kein Schaden zugefügt. Sie können nach jeder Anwendung von Wasserstoffperoxid die flüssigen Überreste in den Abfluss geben, ohne sich Gedanken darüber zu machen, ob Sie der Umwelt damit schaden.

Bei der Anwendung als Heilmittel können Sie sicher sein, dass kein Bakterium oder Virus, den Sie mit der Lösung bekämpfen, eine Resistenz gegen die Lösung entwickeln wird, da die Grundlage derjenigen Keime, die man üblicherweise mit Wasserstoffperoxid bekämpft, eine sauerstoffarme (anaerobe) Umgebung ist. Keiner der Keime wird seine Lebensgrundlage ändern können, somit wird die desinfizierende Wirkung des Hausmittels bestehen bleiben, auch wenn die Bakterien gegen Antibiotika resistent sind.

Zusätzlich zu Ihrer eigenen Apotheke stocken Sie damit auch die Hausapotheke für Haustiere und Ihr Repertoire an Gartenhelfern auf. Nicht nur, dass Sie Ihre Tiere nicht länger mit brennendem Desinfektionsmittel behandeln müssen, wenn sie mit einem Kratzer nach Hause kommen, sie können auch Ihren Pflanzen helfen, Schädlinge loszuwerden oder diesen die Atmung zu erleichtern.

In der Anwendung für Haar- oder Zahnbleiche verzichten Sie auf andere, umweltschädliche, hautirritierende oder allergene Substanzen, sodass Sie bei jeder Anwendung exakt darüber informiert sind, was Sie benutzen und wie es sich auf Ihre Haare, Zähne oder Nägel auswirkt. Besonders im Bereich der Mundhöhle haben Sie mit einer Anwendung direkt mehrere Bereiche abgedeckt: Sie haben Ihr Zahnfleisch mit einer zusätzlichen Portion Sauerstoff geschützt, beim Gurgeln Ihren Rachenraum desinfiziert und zusätzlich Keime und Bakterien aus dem Mund entfernt, in einem Ausmaß, das nur wenige Mundwasser erreichen. Außerdem verringert die regelmäßige Anwendung dauerhaft die Entstehung von Mundgeruch und Halserkrankungen.

Im Bereich der Ernährung können Sie sich mit Wasserstoffperoxid insofern etwas Gutes tun, als dass Sie das unreife Obst und Gemüse mit der Lösung von Pestiziden befreien und den $H_2O_2$-Gehalt der

Vitaminträger auffrischen, der durch die mangelnde Reife, die leider in der heutigen Massenproduktion selten gewährleistet ist, niedriger ist, als er sein sollte.

Aber auch für Gewerbe und Industrie wird Wasserstoffperoxid zunehmend bedeutender, denn oft kann nur unter UV-Einstrahlung die Beseitigung von toxischen Metallen und anderen organischen Verbindungen aus der Luft, dem Boden oder unserem Grundwasser vorgenommen werden. Das seit langer Zeit genutzte Bleich- und Desinfektionsmittel Wasserstoffperoxid ist verhältnismäßig einfach in der Handhabung, umweltfreundlich, mit wenigen Regeln sicher im Umgang und vor allem kostengünstig.

# Anwendung

Nun wissen wir bisher, dass Wasserstoffperoxid manche Materialien durch Oxidation verändert, Pflanzen hilft und Käfer beschützt. Aber wie kann das uns Menschen helfen?

Der offensichtliche Einsatzort ist die Desinfektion von Wunden und Oberflächen. Sie werden jedoch erstaunt sein, dass Sie mit Wasserstoffperoxid nicht nur einen Arzthelfer und eine Putzfee im Haus haben, sondern auch einen Gärtner, einen Souschef, eine Küchenhilfe und einen Kosmetiker. In jedem Raum Ihres Hauses können Sie $H_2O_2$ in verschiedenen Bereichen anwenden. Vermutlich ist dies bereits der Fall und Sie wissen es nicht, denn Wasserstoffperoxid ist in unzähligen Hausmitteln enthalten. Neben Haarfärbemitteln ist es auch in Zahnbleiche und in

Haar-Bleichcremes enthalten, außerdem ist es als Aktivsauerstoff in manchen Textilien-Reinigern enthalten, ebenso aber auch in manchen Präparaten gegen Fußpilz und gelegentlich sogar in Nahrungsergänzungsmitteln. Bevor wir jedoch zu den expliziten Anwendungen gelangen, beachten Sie den folgenden Abschnitt bitte besonders.

## SICHERHEITSHINWEISE

Ungeachtet der Konzentration der Chemikalie achten Sie bitte darauf, dass die Behälter stets gut verschlossen, ausführlich beschriftet, kühl gelagert und nicht für Kinderhände greifbar sind.

Sofern Sie keine Behandlung Ihrer Hände vornehmen möchten, tragen Sie bitte Handschuhe, während Sie mit Wasserstoffperoxid arbeiten, speziell während der Reinigung von Oberflächen oder des Anmischens schwächerer Konzentrationen zur Weiterverarbeitung. Wiederholte oder zu häufige Berührung, auch mit nur dreiprozentiger Lösung, kann Verätzungen verursachen. Sofern Sie planen, die in diesem Ratgeber beschriebenen Anwendungen zu versuchen, beachten Sie bitte die Hinweise zu Konzentration und Häufigkeit der Anwendungen, um unerwünschte und möglicherweise schmerzhafte Folgen zu vermeiden.

Ganz besonderen Schutz im Umgang mit Chemikalien im Allgemeinen und auch bei Wasserstoffperoxid verdienen Ihre Augen. Sollten Sie es dennoch nicht verhindern können, spülen Sie die Augen wenigstens 15 Minuten mit kaltem Wasser aus. Dazu eignet sich besonders destilliertes Wasser, da Sie aber vermutlich keine Laborflasche zum Spülen haben, hilft auch Leitungswasser.

Falls Ihre Haut unerwünscht mit Wasserstoffperoxid in Berührung gekommen ist, kann – je nach Konzentration – eine weiße Verfärbung der Haut auftreten. Diese entsteht durch die mit Sauerstoff angereicherten Zellen. Diese Färbung wird medizinisch korrekt als Hyperämie bezeichnet. Bei anderen Autoren finden Sie den Hinweis, dass dies ungefährlich und keineswegs eine Verätzung ist und auch das dazugehörige Kribbeln wäre nur auf die erhöhte Durchblutung zurückzuführen. Sicherlich ist eine kleine Menge der schwachen dreiprozentigen Lösung nicht dazu in der Lage, Ihnen schwere Verätzungen zuzufügen, aber spätestens ab einer Konzentration von 5 % kann es doch zu unangenehmen Reizungen kommen. Spülen Sie daher stets die betroffenen Hautstellen gut mit Wasser ab, um spätere Schmerzen und Folgeschäden der Haut zu vermeiden. Es empfehlt sich, die Investition von unter fünf Euro für eine Labor- oder Spritzflasche zu tätigen. Dort können Sie für den Notfall destilliertes

Wasser einfüllen, um gegebenenfalls gezielt Augen und betroffene Hautstellen zu Spülen.

Sobald Sie mit der Chemikalie arbeiten, tragen Sie bitte Kleidung, die entweder hell oder irrelevant ist, damit eventuelle Spritzer nicht Ihre Lieblingshose mit unfreiwilligem Stone-Washed-Look versehen. Ebenfalls sollten Sie alle Eisen-, Kupfer-, Aluminium- oder andere Gegenstände aus sogenannten unedlen Metallen von der oxidativen Substanz fernhalten, damit diese von Korrosion verschont bleiben.

Die meisten handelsüblichen Mittel sind mit Stabilisatoren versetzt und nicht zur inneren Anwendung gedacht. Sollten Sie dennoch versehentlich Wasserstoffperoxid verschlucken, trinken Sie anschließend viel Wasser und versuchen Sie nicht, das Mittel zu erbrechen. Die Speiseröhre ist empfindlich und es kann zu Verätzungen führen. Mögliche Folgen des Verschluckens sind Übelkeit, Erbrechen, Durchfall und auch Schwindel oder Kopfschmerz. Bei höheren Mengen kann es zu Schaumbildung führen. In diesem Fall sollten Sie dringend einen Arzt aufsuchen, da der Schaum die Speiseröhre wieder hochsteigt und so in die Luftröhre gelangen und Erstickungsgefahr nach sich ziehen kann.

Meist ist das Wasserstoffperoxid mit Phosphorsäure stabilisiert. Diese ist ebenfalls nicht toxisch und Sie kennen Sie bereits als Säuerungsmittel aus diversen Erfrischungsgetränken. Dieser Zusatz gilt jedoch nur für sogenanntes „Food grade“-Wasserstoffperoxid. Sie können Produkte mit diesem Stabilisator problemlos auch bei Kontakt mit Lebensmitteln und Körper anwenden. Andere, meist höher konzentrierte Produkte enthalten andere Stabilisatoren, die nicht für den Kontakt geeignet sind. Achten Sie bitte bei der Nutzung darauf, dass Sie $H_2O_2$ nutzen, welches entweder nicht oder nur mit Phosphorsäure stabilisiert ist.

Wasserstoffperoxid ist zwar nicht brennbar, kann allerdings durch den erhöhten Sauerstoffanteil brandfördernd wirken. Halten Sie es daher von offenen Flammen fern. Im Allgemeinen sollte Wasserstoffperoxid in den dafür vorgesehenen Behältern (lichtundurchlässiger Kunststoff) und unter 20° Celsius gelagert werden. Falls Sie $H_2O_2$ ohne Stabilisatoren lagern möchten, kaufen Sie stets nur kleine Mengen, die binnen weniger Wochen aufgebraucht werden können.

Die Zersetzung von Wasserstoffperoxid setzt Sauerstoff frei. Bei dieser Freisetzung entsteht ebenfalls Energie in Form von Wärme. Außerdem benötigt der Sauerstoff viel Platz, sodass bei der Anwendung in Körperhöhlen der entstehende Druck Schaden und Schmerzen verursachen kann. Bitte sehen Sie daher davon ab, die Chemikalie zu schlucken oder anderweitig in Ihren Körper einzuführen.

**Zusammenfassung Sicherheitshinweise:**

- Wasserstoffperoxid gilt als reizend, brandfördernd und ätzend auf Haut und zahlreichen Oberflächen und muss ab einer fünfprozentigen Lösung auch so ausgezeichnet werden.
- Vermeiden Sie den Kontakt mit Augen und Schleimhäuten. Spülen Sie im Fall des Kontaktes mit viel Wasser nach. Konsultieren Sie bei Beschwerden umgehend einen Arzt.
- Tragen Sie Handschuhe, sofern Sie das Produkt nicht auf Ihren Händen auftragen möchten.
- Falls versehentlich Wasserstoffperoxid geschluckt wurde oder Sie sich nach der absichtlichen Einnahme unwohl fühlen, trinken Sie viel stilles Wasser und verständigen Sie einen Arzt.
- Bewahren Sie Wasserstoffperoxid nur in lichtundurchlässigen Gefäßen auf. Lagern Sie diese kühl und dunkel. Öffnen Sie den Behälter regelmäßig, um den freigesetzten Sauerstoff entweichen zu lassen.

## $H_2O_2$ ALS HAUSHALTSHILFE

Alle vorgestellten Bereiche der industriellen und gewerblichen Nutzung können Sie sich auch im privaten Bereich zunutze machen. Sie können zur Verbesserung der Luft eine einprozentige Lösung in der Wohnung versprühen, um die Luft zu reinigen. Dabei sollten Sie allerdings darauf achten, dass Sie keine Textilien benetzen, die gebleicht werden könnten. Auch sollten Sie das nur in Räumen tun, in denen sich derzeit niemand aufhält, um Reizungen der Atemwege zu vermeiden. Alternativ können Sie sich auch im Preissegment von circa 300 Euro einen Luftreiniger besorgen, der mithilfe von Wasserstoffperoxid Ihre Atemluft umwälzt und so Allergene, Sporen und Keime aus der Luft zieht, ohne Ihr Mobiliar oder die Teppiche zu gefährden.

Weiterhin kann das Mittel nicht nur für die Reinigung der einen oder anderen Oberfläche hilfreich sein, sondern Ihnen auch kosmetische Dienste leisten oder bei der Pflege von Pflanzen unter die Arme greifen. Ich werde versuchen, Ihnen alle Möglichkeiten der Nutzung darzustellen und Rezepte mit an die Hand zu geben, damit Sie alle Eigenschaften des Sauerstoffwassers von Monsieur Thénard für sich beanspruchen können.

# ERSTHELFER WASSERSTOFFPEROXID

Sie haben nun einige Fakten über die desinfizierende Wirkung von Wasserstoffperoxid gehört – es wird Zeit für eine Anwendung.

**Wunddesinfektion:** Wenn Sie offene Schnitte, Kratzer oder Schürfwunden haben, benetzen Sie ein Wattepad oder ein Wattestäbchen mit Wasserstoffperoxid und betupfen Sie die Wunden vorsichtig damit. Möglicherweise bildet sich kurzfristig etwas weißer Schaum auf der Stelle. Das ist die Katalase im Blut, die das Mittel zersetzt. Sie können ebenfalls Wunden Ihrer Haustiere mit $H_2O_2$ versorgen. Allerdings sollten sowohl bei Menschen als auch bei Tieren tiefe Bisswunden immer von einem Arzt begutachtet werden, da diese Öffnungen unter der Haut durch Reißbewegungen meist tiefer sind als die oberflächliche Wunde. Damit hier eine Reinigung der tiefliegenden Wunde stattfinden kann, sollte ein Fachmann einen Blick darauf werfen.

Durch die Berührung mit Wasserstoffperoxid werden auf biochemischer Ebene die anaeroben Bakterien, Viren und Pilzsporen um ihren Nährboden gebracht. Physikalisch löst der Sauerstoff aktiv die Schmutzpartikel und das Wasser spült die Wunde aus.

Die Reaktion mit dem Blut sorgt für eine schnelle Blutgerinnung und schließt somit die Wunde.

***Vorsicht:*** Wenn Sie die Wunde vollständig spülen, kann es zu einer Überdosierung kommen. In diesem Fall würde sich die Wirkung umkehren und die Wunde würde weiterhin nässen und sich nicht schließen. Spülen Sie in diesem Fall mit viel Wasser nach.

**Hautreizungen:** Gelegentlich kommt man mit Gift-Efeu oder anderen Pflanzen in Kontakt, die auch bei Nicht-Allergikern lästige Hautreizungen hervorrufen können. Auch diese Gifte reagieren mit dem Sauerstoff, sodass Sie die Stellen auch hier vorsichtig abtupfen können, um weiteren Juckreiz, Brennen oder Pusteln zu vermeiden.

**Insektenstiche:** Mücken, Bienen, Bremsen, Wespen – es gibt diverse Stiche, die uns Menschen besonders die warme Jahreszeit madig machen. Damit Sie nicht Ihre schöne Sommerbräune durch Mückenstiche oder Ähnliches mit unschönen Stellen in Mitleidenschaft ziehen lassen müssen, können Sie im Sommer eine kleine dunkle Flasche mit 1,5 %-Konzentration Wasserstoffperoxid mit sich führen. Die Flasche solle möglichst klein sein und in die Hand- oder Hosentasche passen. In Drogerien erhalten Sie mittlerweile Parfüm-Zerstäuber für die Reise, diese sollten genügen. Vermengen Sie von Ihrer dreiprozentigen Wasserstoffperoxid-Lösung destilliertes

Wasser im Verhältnis eins zu eins, so haben Sie eine günstige Alternative zu den teuren Erste-Hilfe-Insektensprays aus der Drogerie. Lagern Sie den Flakon im Kühlschrank, wenn Sie nicht unterwegs sind, um die Zersetzung des Stoffes aufzuhalten. Die Lösung sollte alle 14 Tage gewechselt werden, damit die Wirksamkeit gewährleistet ist. Auch in diesem Fall wird die Wirkung durch die oxidativen Fähigkeiten hervorgerufen, denn auch Insektengifte lassen sich wie Pflanzengifte gerne auf den Singulett-Sauerstoff ein.

**Sonnenbrand:** Après-Sun-Lotion macht sich im Geldbeutel bemerkbar und ist besonders bei empfindlicher Haut nicht gut verträglich. Eine Konzentration von 1,5 % Wasserstoffperoxid in destilliertem Wasser mittels einer Sprühflasche auf die geschundene Haut aufgetragen ruft hingegen keine zusätzlichen Reizungen hervor. Der Sauerstoff unterstützt die Haut dabei, die verbrannten Zellen abzustoßen und neue Zellen zu bilden – die Produktion von Prostaglandinen belegt das. Wenn Sie eine Sprühflasche mit dieser Konzentration im Kühlschrank aufbewahren, lindert das Ihre Symptome zusätzlich.

# REINIGUNGSKRAFT

Sie haben die Vorteile bereits kennengelernt, die Wasserstoffperoxid mit in Ihren Alltag bringt. Aber welche Tätigkeiten alle von diesem besonderen Mittel ausgeführt werden können, lernen Sie erst jetzt im Detail.

## Küche

**Kalkflecken:** Vielleicht haben Sie in Süddeutschland Glück mit dem Leitungswasser, in Norddeutschland ist aber nicht der Humor verkalkt, sondern auch das Wasser, und wenn Sie da nicht nach jedem Händewaschen sofort die Wassertropfen entfernen, dann brauchen Sie Wasserstoffperoxid. Geben Sie die handelsübliche 3-prozentige Lösung auf einen Lappen und der Kalk geht freiwillig. Denken Sie dabei daran, dass der Lappen gebleicht wird und Sie Handschuhe tragen sollten.

**Familien-Silber**: Besteckpolitur ist teuer, riecht meist nicht sehr angenehm und ist nicht besonders umweltfreundlich. Legen Sie daher Ihr Besteck aus Silber oder Edelstahl auf einer ausreichenden Fläche aus und sprühen Sie es mit dem $H_2O_2$ ein oder legen Sie es in eine Schüssel mit Wasserstoffperoxid. Dazu können Sie sich einen der großen Kanister mit 11,9 prozentiger Lösung besorgen. Füllen Sie die Schüssel mit 250 ml dieser Lösung und geben Sie 750 ml destilliertes Wasser hinzu. Nach wenigen Minuten können Sie dann das Besteck aus der Schüssel nehmen und mit einem weichen, weißen Tuch polieren.

**Küchenutensilien:** Küchenbretter, Messer und Arbeitsplatten mögen Keime. Auch hier hilft es, die Gegenstände mit dreiprozentiger Lösung einzusprühen, kurz einwirken zu lassen und anschließend mit klarem Wasser nach zu wischen. Das Wasserstoffperoxid wird in manchen Räumen auch zur Sterilisation benutzt, da es nahezu alle Krankheitserreger eliminiert. Weiterhin beseitigt es Gerüche, womit Sie in der Küche gleich zwei unangenehme Störenfriede auf einmal beseitigt hätten.

**Kühlschrank:** Wie sehr Sie auch darauf achten, dass in Ihrem Kühlschrank nichts verdirbt – er müffelt trotzdem nach einiger Zeit. Betrachtet man die Hinweise auf den üblichen Reinigern, kann man schon etwas verwirrt gucken. Steht da tatsächlich „Darf nicht mit Lebensmitteln in Berührung kommen“? Und sowas, obwohl der Reiniger extra für Küche und Kühlschrank ausgewiesen ist.

Wenn Sie also das nächste Mal Ihren Kühlschrank aufräumen, besprühen Sie diesen im leeren Zustand mit der dreiprozentigen Wasserstoffperoxid-Lösung, lassen diese einige Minuten einwirken, wischen den Kühlschrank anschließend aus und haben Pilze, Keime, Bakterien und Viren gemeinsam mit üblem Geruch mit einer Aktion beseitigt. Anschließend können Sie Ihre Lebensmittel unbesorgt wieder einräumen.

**Eingebranntes:** Nichts stört beim Abwasch mehr, als wenn man lange an eingebranntem Essen herumschrubben muss. Nutzen Sie daher die physikalischen Eigenschaften von Wasserstoffperoxid, um Ihnen die Arbeit erneut zu erleichtern: Mischen Sie es mit handelsüblichem Natron, bis eine Paste entstanden ist und tragen Sie diese auf die betroffenen Stellen auf. Anschließend können Sie etwas warmes Wasser hinzugeben. Nach nur wenigen Minuten können Sie die Stellen ohne anstrengendes Schrubben abwischen und das Malheur ist ungeschehen gemacht.

**Lebensmittel:** In der heutigen Zeit wird das Prädikat „Bio" immer mehr angepriesen. Leider ist sowohl der Kostenfaktor als auch die Vielfalt und Menge in manchen Gebieten mangelhaft und auch der normale Arbeitstag erlaubt es nur selten, den regionalen Bauernhof aufzusuchen oder über den Wochenmarkt zu flanieren. Um die organischen Pestizide von Ihrem **Obst und Gemüse** zu befreien, können Sie daher die leider nicht „Bio"-ausgezeichneten Waren mit Wasserstoffperoxid einsprühen oder in einer Schüssel 400 ml destilliertes Wasser mit 100 ml $H_2O_2$ vermengen, die Produkte dort einige Minuten einlegen und nach wenigen Minuten unter fließendem Wasser abspülen. Anschließend lassen sich diese nun glänzenden und wesentlich vitaler aussehenden Äpfel, Tomaten und andere Sorten entweder einige Zeit länger lagern oder sofort verspeisen.

Bei den pflanzlichen Waren ist aber hier nicht Schluss, denn auch **Fleisch, Meeresfrüchte und Fisch** freuen sich über eine leichte Marinade aus Wasserstoffperoxid. Damit das Mittel durch alle Schichten dringt, legen Sie es über Nacht in einer einprozentigen Lösung ein. Spülen Sie es bitte vor der Zubereitung unter fließendem Wasser ab, um verstorbene Mikroben abzuwaschen.

**Geschirrspüler**: Nachdem Sie nun ein vorzügliches Mahl genossen haben, fällt Ihnen ein, dass der Geschirrspüler in letzter Zeit etwas weniger motiviert ist und Ihr Geschirr häufiger nach dem Spülgang noch leicht schmutzig ist. Geben Sie einige Milliliter Wasserstoffperoxid in dreiprozentiger Lösung zum nächsten Spülgang oder lassen Sie den Geschirrspüler nur mit Wasserstoffperoxid einmal allein durchlaufen. Er wird es Ihnen mit strahlendem Geschirr danken.

## Badezimmer

**Oberflächen:** Im Bad ist auf den Oberflächen immer viel los. Spritzer vom Zähneputzen oder Händewaschen, nachweislich sogar Keime, die beim Spülen mit offenem WC-Deckel durch die Luft wirbeln und in unmittelbarer Nähe des WCs landen und natürlich Bakterien-Hochburgen wie der Wasserhahn, der Seifenspender und der Spülknopf am WC. Alle diese Oberflächen können Sie ohne Umschweife mit Wasserstoffperoxid abwischen und im Handumdrehen sind diese wieder keimfrei. Auch hier wirkt das Wasserstoffperoxid zusätzlich kalklösend und beseitigt die hässlichen Wasserflecke direkt mit.

**Toilette und Bidet:** Auch hier können Sie das Mittel aufsprühen und nach einigen Minuten Einwirkzeit sind Kalkstellen, Bakterien, Viren und Pilze Teil der Vergangenheit. Zusätzlicher Nebeneffekt: Der unangenehme Geruch wird ebenfalls beseitigt. Während die Toilettenschüssel einweicht, können Sie die Toilettenbürste mit einweichen. So ersparen Sie es sich, diese regelmäßig neu kaufen zu müssen.

**Zahnbürste:** Oft spülen wir unsere Zahnbürsten nicht genügend aus und lassen diese nach dem Putzen feucht bei Zimmertemperatur stehen. Leider kreieren wir damit einen idealen Nährboden für schädliche Keime. Während Sie ohnehin schon in Ihrem Badezimmer am Sprühen sind, gönnen Sie auch Ihrer

Zahnbürste ein oder zwei Spitzer Wasserstoffperoxid. Das kann dort seine Wunder bewirken, bis Sie das nächste Mal die Zähne putzen.

**Wände und Fliesen:** Auch in der Küche haben Sie vermutlich einen Fliesenspiegel, allerdings ist dort in den meisten Fällen eher Öl das Problem. Das kann nicht mit $H_2O_2$ gelöst werden. Aber Seifenreste und eventuelle Schimmelspuren und anderweitige Verfärbungen in der Dusche oder allgemein im Badezimmer können Sie ganz unbeschwert und ohne Umweltbelastung mit der Chemikalie entfernen. Auch die **Gummidichtungen** an der Waschmaschine und die **Silikonnähte** an den Fenstern lassen sich mit einem in Wasserstoffperoxid getränkten Lappen gut reinigen. Um Korrosion zu vermeiden, wischen Sie bitte mit klarem Wasser nach.

Bei besonders hartnäckigen Flecken nehmen Sie etwas Natron und vermengen es mit Wasserstoffperoxid zu einer Paste. Tragen Sie dies mit einer Bürste auf die Fugen auf und lassen Sie es über Nacht einwirken.

***Vorsicht:*** Bitte achten Sie auf ausreichende Lüftung, wenn Sie großflächig mit Wasserstoffperoxid arbeiten. Das Einatmen des Stoffes und dessen Dämpfe und Aerosole sind zwar gut, um die Luft zu reinigen, können aber Reizungen der Atemwege verursachen.

## Allgemein

**Glasflächen:** Da weder Wasser noch Sauerstoff dazu in der Lage sind, Streifen zu hinterlassen, können Sie aufhören, das Reinigungsmittel zu suchen, welches wirklich streifenfrei reinigt. Sie können Glastische, Fenster und Spiegel mit $H_2O_2$ einsprühen, kurz einwirken lassen und mit einem fusselfreien Tuch oder Zeitungspapier nachwischen. Besonders an Fenstern ist das eine gute Alternative, da sich dort sehr schnell auch kleine Stellen mit Schimmel bilden können.

**Textilien:** Die Waschmittelindustrie ist stets bemüht, uns für jede Art von Flecken unterschiedliche Entferner darzubieten. Das ist tatsächlich sehr angenehm und in vielen Fällen auch sehr hilfreich, allerdings werden organische Stoffe wie Blut oder Wein auch mit Wasserstoffperoxid entfernt. Die einzige Einschränkung hierbei ist, dass farbige Textilien durch Wasserstoffperoxid gebleicht werden. Für weiße Textilien wie Tischdecken, Handtücher und andere ist es allerdings ein naturfreundliches Mittel zur Fleckenbekämpfung. Sie können das Wasserstoffperoxid wieder mit etwas Natron mischen und in den Fleck einarbeiten. Lassen Sie alles anschließend wenigstens 30 Minuten ruhen. Prüfen Sie das Ergebnis. Bei Zufriedenheit spülen Sie Ihre Lieblingsbluse kurz mit Wasser ab und geben diese wie gewohnt in die Wäsche.

Falls der Fleck hartnäckig ist, warten Sie noch etwas länger.

Im Übrigen bekommen Sie auch Ihren **Duschvorhang** so wieder sauber: Sprühen Sie diesen mit $H_2O_2$ ein, lassen Sie es einige Zeit einwirken und spülen Sie ihn anschließend aus.

**Schimmel:** Sollten Sie Schimmel in der Wohnung und noch immer den Chlorgeruch vom letzten Schimmelentferner in der Nase haben, besprühen Sie die Stelle mit Wasserstoffperoxid und lassen Sie es einige Zeit einwirken. Nicht nur, dass es die Pilzsporen durch Oxidation außer Gefecht setzt, es entfärbt zusätzlich die Stellen, die nach üblichen Schimmelentfernern stets zurückbleiben.

**Wasseraufbereitung:** Haben Sie vielleicht ein Aquarium oder sogar einen Pool? Wasserstoffperoxid hilft Ihnen bei der Reinigung!

Für ein **Aquarium** kann Wasserstoffperoxid nicht nur einen guten Sauerstoffgehalt im Wasser garantieren, sondern auf diese Weise auch Algen und Bakterien minimieren. Sie können vor dem Aufbau oder beim Neuaufsetzen des Aquariums alle Teile mit Wasserstoffperoxid abwischen, um eventuell vorhandene Schädlinge von vornherein zu beseitigen oder je 10 Liter Inhalt 2 Tropfen der dreiprozentigen Lösung in das aufgebaute Aquarium geben. Geben Sie die Gesamtmenge der Tropfen nicht auf einmal, sondern langsam über wenigstens fünf Minuten in das Aquarium.

Sollten Sie einen eigenen **Pool** haben, können Sie das Chlor durch Wasserstoffperoxid ersetzen. Das ist um einiges umweltfreundlicher und riecht weniger unangenehm. Für die Poolpflege gibt es spezielle Pflegeprodukte, in den meisten Fällen ist dort je 10000 Liter Füllmenge eine Zugabe von 7 Liter der Lösung notwendig. Der pH-Wert sollte dabei stets überprüft werden und ein bis zweimal die Woche ist es notwendig, mit weiterem Wasserstoffperoxid den Wert zu korrigieren, da das Produkt schneller zerfällt als Chlor.

**Kinderzimmer:** Besonders die ganz Kleinen erkunden die Welt noch mit dem Mund, allerdings räumen sie auch nicht auf und lassen viele Dinge auf dem Boden liegen. Um zu verhindern, dass Ihre Lieblinge sich mit gefährlichen Bakterien und Viren infizieren, wischen Sie das Spielzeug der Kleinen mit Wasserstoffperoxid ab. Bevor Sie die Gegenstände den Kleinen zurückgeben, lassen Sie die Flüssigkeit trocknen, um ein Verschlucken der Flüssigkeit zu vermeiden.

## Werkstatt

Wasserstoffperoxid ist nicht nur ein guter Freund der Frau, auch wenn das sicherlich in den 1950-er Jahren ein guter Slogan gewesen wäre – auch Männer profitieren bei ihren Freizeitaktivitäten von der Chemikalie. Falls Sie mit Metallen arbeiten, können Sie diese mit Wasserstoffperoxid entweder von unedlen Metallen befreien oder definierte Roststellen erstellen, indem Sie die Flüssigkeit auf die Stellen auftragen, die oxidieren sollen. Besonders bei Eisen und Kupfer kann das schöne Effekte hervorrufen. Für diese Art der Freizeitgestaltung ist eine höhere Konzentration notwendig. Es empfiehlt sich, hierfür eine zwölfprozentige Lösung zu erstehen.

Aber auch das geliebte **Auto** profitiert von Wasserstoffperoxid: Besprühen Sie den Innenraum mit einer maximal dreiprozentigen Lösung und lassen Sie diese einige Zeit einwirken. Wischen Sie anschließend mit einem Lappen die Oberflächen trocken. Sollten Sie Stoffbezüge im Auto haben, sprühen Sie bitte nur die abwischbaren Oberflächen ein. Sollte Ihr Auto unangenehm riechen, könne Sie dem Geruch so beikommen.

## Garten

Auch dann, wenn Sie keinen eigenen Garten haben, kann Ihnen dieses Kapitel bei der Pflege Ihrer Zimmerpflanzen von Nutzen sein. Wie bereits eingangs beschrieben, erhalten die Pflanzen in freier Wildbahn den Sauerstoff aus dem Regen, der durch die Ozonschicht mit Sauerstoff angereichert wurde. Bedauerlicherweise ist der Mensch nicht dafür bekannt, der Umwelt seine volle Aufmerksamkeit zu widmen, sodass zahlreiche Luftverschmutzungen das Wasserstoffperoxid aus Regen und Schnee für sich beanspruchen. Zugegebenermaßen werden diese somit aus der Atemluft gefiltert, aber der aktive Sauerstoff aus dem Niederschlag ist aufgebraucht und die Pflanzen müssen ohne auskommen. Daher hilft es, eine 0,1 %-Lösung nicht mehr als einmal wöchentlich auf Ihre Pflanzen zu sprühen, um unerwünschte Pilzsporen zu beseitigen und der Pflanze mehr Sauerstoff zu verabreichen. Für diese Konzentration mischen Sie je 100 ml Wasser mit etwa 5 bis 7 Tropfen Ihrer dreiprozentigen $H_2O_2$-Lösung. Ob Sie Ihre Gewächse innerhalb oder außerhalb des Hauses damit beschenken, ist Ihnen überlassen, es empfiehlt sich jedoch, dies möglichst früh am Morgen oder gegen Abend zu erledigen, damit die Sonne nicht das Wasserstoffperoxid zersetzt, bevor die Pflanzen den Sauerstoff aufnehmen konnten. Wenn Sie das Gefühl haben, die Erde der

Pflanzen könnte ebenfalls etwas Unterstützung gebrauchen, können Sie die Lösung auch auf die Erde sprühen. So werden die Wurzeln ebenfalls mit zusätzlichem Sauerstoff versorgt und Sporen oder Schädlinge aus der Erde unschädlich gemacht.

Ist es bereits zu spät und Ihre Pflanzen leiden unter Schädlingsbefall, so vermengen Sie 500 ml Wasser mit einem Esslöffel Haushaltszucker und mit 10 Tropfen 3-prozentigem Wasserstoffperoxid und besprühen Sie damit die befallenen Pflanzen. Nach wenigen Tagen werden Sie eine Verbesserung der Situation beobachten. Wiederholen Sie die Prozedur alle zwei Tage, bis das Ergebnis Sie zufriedenstellt. Sie können dieses Mittel auch anstelle der erstgenannten Lösung einmal pro Woche präventiv als Insektenschutz anwenden.

Sollten Sie Pflanzen aussäen wollen, so können Sie über Nacht das Saatgut in etwas Wasserstoffperoxid-Lösung quellen lassen, so kann es direkt nach dem Setzen gut gedeihen. Auch der Mutterboden freut sich, wenn Sie ihn mit der Lösung noch etwas aufbereiten, bevor er die neuen Gewächse in Empfang nimmt: Mischen Sie dazu ein wenig Lösung unter den Mutterboden, wälzen Sie ihn gründlich um und lassen Sie diesen über Nacht ebenfalls zugedeckt liegen. So werden möglicherweise vorhandene Wurmeier, andere Parasiten und Pilze beseitigt.

Falls Sie Ihre Pflanzen frisch beschnitten haben und sich Sorgen um die Schnittstellen machen, sprühen Sie diese mit einer 0,3%-Lösung ein. Die Schnitte werden desinfiziert und bieten dadurch weniger Angriffsfläche für Schädlinge und Keime.

Ab einer zehnprozentigen Konzentration wird die Lösung giftig für Pflanzen und kann damit als Unkrautvernichter genutzt werden. Nutzen Sie bei der Anwendung bitte Handschuhe und achten Sie auf Ihre Kleidung und die umstehenden Pflanzen. Sollte die Sonne scheinen, wird das Mittel unwirksam, halten Sie sich daher auch bei dieser Anwendungsmethode an den frühen Morgen oder den Abend.

## GESUNDHEITSHILFE

Sowohl Ärzte als auch Privatpersonen haben mit Wasserstoffperoxid zahlreiche Experimente durchgeführt. Dabei wurde nicht nur mit den Konzentrationen der Lösung, sondern auch mit den Behandlungsmethoden experimentiert. Gerne liste ich Ihnen auf, wie Sie das Sauerstoffwasser nutzen können, um Ihrem Körper zu helfen. Bitte achten Sie besonders bei den folgenden Anwendungen auf die Sicherheitshinweise. Nach wie vor sind über 10 % der gemeldeten Vergiftungsfälle in den Vereinigten Staaten auf Fehlanwendungen von Wasserstoffperoxid zurückzuführen. Bitte helfen Sie mit, dass die Zahl in unserem Land nicht auf diese Höhe steigt und halten Sie sich an die Anweisungen.

## Haut

**Vorab eine Bitte:**
Wenn Sie planen, Wasserstoffperoxid auf der Haut anzuwenden, pflegen Sie Ihre Haut dementsprechend gründlich. Besonders bei empfindlicher Haut kann Wasserstoffperoxid schnell Reizungen hervorrufen, auch in niedrigen Konzentrationen. Wenn Sie trockene, rissige oder sehr sensible Haut haben, cremen Sie sich vor den Anwendungen mit einem möglichst für sensible Haut geeigneten Öl oder einer Creme ein, um der Haut genug Feuchtigkeit zu spenden. Besonders pflegend und sensitiv ist es, sich direkt nach dem Waschen die noch nasse Haut mit Baby-Öl einzureiben und danach das Wasser sanft mit dem Handtuch abzutupfen.

**Viren:** Einige der schmerzhaftesten und hässlichsten Hauterkrankungen beruhen auf anaeroben Viren, darunter **Windpocken, Herpes Simplex** in Gesicht und Genitalbereich, **Gürtelrose und Staphylokokken**. Mittlerweile wurde geklärt, dass genannte Erkrankungen aus der gleichen Familie stammen und so ist es nicht verwunderlich, dass bei allen mehr oder weniger schmerzvolle, eitrige Pusteln auftreten. Wer sich einmal mit Staphylokokken konfrontiert sah, weiß, dass Kaliumpermanganat zur Heilung eingesetzt wird. Dieses Mittel ist nahezu schwarz, in Verdünnung zeigt es sich jedoch zunehmend violett und wird mit abnehmender Oxidationsstufe bräunlich. Kaliumpermanganat hat den Nebeneffekt, dass es die Haut, mit der es in Berührung kommt, bräunlich färbt. Ein Tropfen konzentrierter Lösung auf der Haut und Sie haben einen tiefbraunen Fleck. Zwar ist dieses Mittel wirksamer als Wasserstoffperoxid, wenn es um den Kampf gegen anaerobe Viren geht, allerdings ist es auch verschreibungspflichtig. Wasserstoffperoxid hilft dennoch bei Herpes und den anderen Erkrankungen, wenn es auf die betroffenen Stellen aufgetupft wird.

Nutzen Sie das Mittel gerne einmal morgens und einmal abends, um die gemeinen Bläschen in den Griff zu bekommen. Bereits nach zwei bis drei Tagen sind die Bläschen kaum noch zu erkennen. Nutzen Sie das Wasserstoffperoxid dennoch, bis alle Anzeichen verschwunden sind. Sie können auch bei dem ersten Kribbeln bereits anfangen, um den Viren den Nährboden zu entziehen, bevor diese sich drastisch vermehren können.

**Altersflecken und Sommersprossen:** Die bleichende Wirkung von Wasserstoffperoxid gilt nicht nur bei Textilien und Haaren, sondern auch bei der

Haut. So ist es möglich, Sommersprossen und Altersflecken mit $H_2O_2$ zu entfernen. Tupfen Sie dazu die betroffenen Stellen täglich einmal mit einem benetzten Wattestäbchen ab. ***Hinweis:*** Die Entfärbung wird einige Tage dauern. Bei Sonneneinstrahlung kehren die Flecken und Sprossen jedoch umgehend zurück, sodass Sie zusätzlich zum Betupfen auf ausreichenden Sonnenschutz achten müssen.

**Warzen:** Warzen werden durch Viren erzeugt, sind unästhetisch, teilweise schmerzhaft und können den Träger und andere mit weiteren Warzen infizieren. Sie können mehrfach täglich die betroffenen Stellen mit Wasserstoffperoxid betupfen und eintrocknen lassen. Je nach Größe der Warze wird diese nach wenigen Tagen, maximal jedoch nach vier Wochen absterben. Ein positiver Nebeneffekt: Dadurch, dass Sie die Viren an der Oberfläche unschädlich machen, verringern Sie die Ansteckungsgefahr. Alterswarzen können Sie genauso behandeln.

**Räude/Krätze/Parasiten:** Hautparasiten wie Milben können Sie mit einer 1,5 % konzentrierten Lösung großflächig einsprühen. Lassen Sie die Flüssigkeit in Ruhe einziehen. Sie können die Anwendung mehrfach täglich wiederholen, bis die Parasiten verschwunden sind. Ebenfalls ist es möglich, dieses Mittel äußerlich bei Ihren Haustieren anzuwenden. Achten Sie bei der Anwendung an Ihren

Tieren bitte auf eine Konzentration von höchstens 1,5 % und geben Sie acht darauf, dass Ihr Liebling sich die Lösung nicht sofort aus dem Pelz putzt.

**Neurodermitis:** Neurodermitis verursacht starken Juckreiz. Diesem können Sie mit Wasserstoffperoxid beikommen, indem Sie die betroffenen Stellen mit der dreiprozentigen Lösung einsprühen und die Flüssigkeit einziehen lassen. Der Sauerstoff sorgt für eine bessere Durchblutung, was dem Juckreiz entgegenwirkt. Achten Sie hierbei besonders auf eine gründliche, parfümfreie Hautpflege, da die Haut Feuchtigkeit braucht.

**Rosaceae:** Die unangenehmen Stellen im Gesicht, die nicht nur Rötungen, sondern auch Knötchen zeigen und bis hin zu einer knolligen Nase führen können, können ebenfalls mit Wasserstoffperoxid ein bis zweimal täglich abgetupft werden. Da besonders Nase und Stirn betroffen sind, geben Sie acht, dass Sie nicht Ihre Augenbrauen oder Ihren Schnauzbart aufhellen.

**Psoriasis:** Die gemeine Schuppenflechte ist eine Hauterkrankung, deren Symptome in schweren Fällen sogar die Gelenke befallen und schlimme Schmerzen verursachen kann. Auch hier kann das Wasserstoffperoxid als durchblutungsförderndes Mittel helfen, die Symptome auf der Haut zu lindern. Ein weiterer positiver Effekt ist, dass die rissige, teils blutige Haut vor Infektionen geschützt wird. Wie bei der Neurodermitis ist hier besonders auf reichhaltige

Hautpflege zu achten, damit die Haut nicht noch trockener und rissiger wird.

**Dekubitus:** Auch bei dem besser als Wundliegen bekannten Phänomen kann $H_2O_2$ Abhilfe schaffen. Hier sollte jedoch nur in Stufe eins und zwei eine Anwendung stattfinden, da Stufe drei großflächige Wunden bereithält, die wegen der Gefahr einer Gasembolie nicht mit Wasserstoffperoxid behandelt werden sollten. Betupfen Sie die betroffenen Hautstellen, um die Durchblutung zu fördern, damit die wundgelegenen Stellen sich bessern.

**Nehmen Sie ein Vollbad**: Es besteht ebenfalls die Möglichkeit, anstelle von lokaler Anwendung in einer etwa 0,3-prozentigen Lösung ein Vollbad zu nehmen. Erfahrungsberichte zeigen, dass man nach diesem Vollbad energetisch geladen ist. Manche Berichte zeugen von innerer Unruhe und kribbelnder Haut. Dabei handelt es sich jedoch nicht etwa um Verätzungen, sondern vielmehr um eine gesteigerte Durchblutung. Wenn Sie nicht sicher sind, ob Sie dieses Gefühl mögen werden, sprühen Sie einen Arm oder ein Bein mit der Lösung ein und überprüfen Sie so, ob Sie ein Vollbad als angenehm empfänden oder nicht.

In Fällen von Diabetes, Neurodermitis, Schuppenflechte oder Gürtelrose kann ein Vollbad in einer geringen Wasserstoffperoxid-Konzentration durch die Anregung von Kreislauf und Durchblutung eine

Besserung des allgemeinen Wohlbefindens und des Hautbildes verursachen. Ein solches Bad sollte nicht öfter als einmal wöchentlich stattfinden und ohne weitere Badezusätze oder Seifen. Sie können sich nach 15 bis 20 Minuten abspülen und einseifen. Allerdings sollten Sie das Badewasser zuvor abgelassen haben.

**Dusche:** Nahezu jedes Duschgel und jede Seife sind auf alkalischer Basis hergestellt und können das empfindliche Gleichgewicht Ihrer Haut stören. Um dieses direkt nach dem Duschen wieder herzustellen, können Sie nach der Dusche (vor dem Abtrocknen) Ihren gesamten Körper mit einer 1,5-prozentigen Wasserstoffperoxid-Lösung besprühen, um der Haut zu helfen, schneller wieder zu dem natürlichen pH-Wert zu gelangen.

## Mund- und Rachenraum

Die Anwendungsmöglichkeiten für Mund und Rachen sind vielfältig und dürften Ihnen teilweise bereits von Ihrem Zahnarzt bekannt sein. Für die Anwendung bei Kleinkindern kann ich Ihnen hier keine Empfehlung aussprechen, da diese das Gurgeln noch nicht beherrschen und die Gefahr groß ist, dass die Lösung verschluckt wird. Dennoch können Sie die Zahnbürsten Ihrer Kleinen auch mit Wasserstoffperoxid desinfizieren oder deren Mundraum mit verdünnter Lösung abtupfen. Am besten für die Anwendung im

Mundbereich eignet sich eine 1,5-prozentige Lösung: Die Gesamtmenge lässt sich sehr gut in einem 4 cl Schnapsglas anmischen und sollte stets frisch zubereitet werden, um die Wirkung und Konzentration zu gewährleisten. Vermengen Sie dazu 2 cl einer dreiprozentigen $H_2O_2$-Lösung mit 2 cl destilliertem Wasser. So haben Sie eine ideale Portion für Spülungen. Diese Portion können Sie bequem eine Minute im Mund herumspülen und/oder gurgeln.

Sie können diese Lösung täglich morgens und abends anwenden. Dies hilft nicht nur gegen **Mundgeruch**, es tötet auch Bakterien und Keime ab, die zu Zahnfleischproblemen wie **Parodontose und Karies** führen. Das Gurgeln hilft Ihnen besonders bei **Entzündungen im Rachenraum**, ebenso gegen durch Infektionen verursachte **Halsschmerzen**. Achten Sie bitte darauf, nach Möglichkeit die Lösung nicht herunterzuschlucken, um Magenbeschwerden zu vermeiden.

Ein positiver Nebeneffekt bei regelmäßiger Anwendung ist, dass die Verfärbungen der Zähne keine Chance haben und zurückgehen werden. Höhere Konzentrationen zu nutzen, um eine schnelle Aufhellung der Zähne zu erzielen, wäre nicht sehr vorteilhaft, da zu viel Wasserstoffperoxid den Zahnschmelz der Zähne angreifen kann und so seine schützende Wirkung verloren geht. Überlassen Sie daher das professionelle Bleichen Ihrem Dentisten.

Die einzige Gegenanzeige bei oraler Anwendung von Wasserstoffperoxid ist eine Amalgamfüllung. Der Aktivsauerstoff reagiert mit dem enthaltenen Quecksilber und die Füllung wird brüchig. Es ist nicht so, dass die Füllung Ihnen sofort aus dem Zahn fällt, aber die Metallverbindung wird nach einiger Zeit – je nachdem, wie alt diese ist – korrodieren, porös werden und Ihren Zahn nicht weiter schützen können. Daher ist von dauerhafter Anwendung bei Amalgamfüllungen abzusehen.

Mit Natron oder Backpulver und Wasserstoffperoxid lässt sich ebenfalls eine Zahnpasta anrühren. Dieses sollte täglich frisch passieren, damit die Eigenschaften des Wasserstoffperoxids gewährleistet bleiben. Vermengen Sie dazu 3 g einfaches Backpulver oder Natron mit 1 ml der dreiprozentigen Wasserstoffperoxid-Lösung und reinigen Sie sich wie gewohnt die Zähne. Sollten Sie diese Zahnpasta nutzen, verzichten Sie bitte auf die zusätzliche Mundspülung mit Wasserstoffperoxid, um eine Überdosierung und Schäden an Zahnschmelz und Zahnfleisch zu vermeiden.

Ebenfalls ist die Anwendung in Form von Nasenspray, besonders bei Erkältungen, möglich. Die meisten handelsüblichen Nasensprays enthalten

Salzwasser. Dies kann die Schleimhäute austrocknen, wodurch das Nasenspray weiterhin zum Anfeuchten der Schleimhäute benötigt wird – eine Anwendungsspirale entsteht. Mit einer 0,3-prozentigen Wasserstoffperoxid-Lösung können Sie dieser entfliehen: Die übliche Verpackungsgröße liegt bei Nasenspray bei 10 ml. Diese dunklen Nasenspray-Pumpzerstäuber können Sie auch leer erstehen (circa 1,50 Euro im Versandhandel). Geben Sie 1 ml Ihres Wasserstoffperoxids hinein und gießen Sie dies mit chlorfreiem Wasser auf.

An dieser Stelle empfiehlt sich destilliertes Wasser nicht, da dieses durch die Zellwände diffundiert und das isotonische Gleichgewicht der Zellen stört, was bei einer Reizung durch eine Erkältung kontraproduktiv ist. Die Menge von 10 ml sollte wenigstens eine Woche halten, um die Schleimhäute nicht noch mehr zu belasten.

## Chronische Erkrankungen

Wie Sie im Kapitel zur Geschichte des Wasserstoffperoxids erfahren haben, glauben Menschen daran, dass eine orale Einnahme von Wasserstoffperoxid die Schmerzen und Probleme zahlreicher chronischer Erkrankungen lindern kann. Ich persönlich habe nicht versucht, meine rheumatische Erkrankung damit zu behandeln, da mich die Einnahme einer so reaktiven Substanz sehr skeptisch macht. Dennoch möchte ich Ihnen der Vollständigkeit halber nicht vorenthalten, dass die angewandte Kur existiert und wie diese aussieht:

Die Einnahme von nicht stabilisiertem, 3- oder 3,5-prozentigem Wasserstoffperoxid beginnt mit täglich dreimal 1 Tropfen in einem Glas Saft, Wasser oder Milch. Die Dosis wird bis zum zehnten Tag um je einen Tropfen gesteigert, sodass Sie an Tag 10 dreimal 10 Tropfen mit einem Glas alkoholfreier Flüssigkeit Ihrer Wahl einnehmen. An dieser Dosis angelangt, legen Sie eine dreitägige Pause ein, beginnen am 14. Tag wieder mit dreimal 10 Tropfen und reduzieren dann die Dosis täglich wieder um einen Tropfen. Anschließend machen Sie wieder einige Tage Pause und beginnen dann erneut.

Sollten Sie während der Anwendung negative Effekte bemerken, wie beispielsweise Magenschmerzen, Übelkeit, Herzrasen, Durchfall, Kopfschmerzen oder Schwindelgefühle, brechen Sie die Behandlung bitte ab.

**Einnahme von Medikamenten:**

Lassen Sie zwischen der Einnahme von Wasserstoffperoxid und Medikamenten wenigstens 30 Minuten verstreichen, um eventuelle Wechselwirkungen zu vermeiden. Dabei sollte stets das Peroxid zuerst eingenommen werden, da Medikamente meist länger als 30 Minuten im Magen verbleiben, Wasserstoffperoxid wird hingegen schnell zersetzt.

In keinem Fall darf diese Kur bei Transplantationspatienten angewandt werden, da die Abstoßungsgefahr des transplantierten Gewebes bei der Einnahme von Wasserstoffperoxid zunehmen kann. Ebenfalls kann bei Magengeschwüren die Reizung überhandnehmen. Auch bei dieser Diagnose ist also dringend von der Einnahme abzuraten.

Eine einfachere Variante ist es, stilles Wasser vor dem Trinken gut zu schütteln. So bringen Sie auf natürliche Weise mehr Sauerstoff in Ihr Trinken. Nun könnte man meinen, dass man dann auch Wasserstoffperoxid nehmen könne. Nun: Wenn Sie eine Flasche Wasser schütteln, kann nur eine gewisse Menge Sauerstoff vom Wasser aufgenommen werden, somit ist eine Überdosierung nicht möglich.

Laut der Berichte vom Ende des letzten Jahrhunderts soll diese Therapieform bei Morbus Crohn, Arthritis, Rheuma und sogar bei Depressionen helfen. Auch bei Allergikern soll diese Kur bereits Linderung verschafft haben, obwohl Wasserstoffperoxid kein Antihistaminikum ist. Aber auch dann, wenn Sie nicht chronisch erkrankt sind, kann diese Kur Ihrem Immunsystem eine gute Stütze sein. In der heutigen Zeit der Luftverschmutzung werden zahlreiche Krankheiten vermeintlich durch Sauerstoffmangel ausgelöst. „Vermeintlich“ daher, weil Sauerstoffmangel durch minderwertige Atemluft manchmal als Auslöser für

Autoimmunerkrankungen oder chronisch-entzündliche Erkrankungen und Ähnliches benannt wird. Bisher ist die Schulmedizin jedoch in vielerlei Hinsicht noch nicht mit der Forschung fertig, sodass zwar jeden Tag neue Erkenntnisse, aber bisher noch keine definitiven Angaben zum Ausbruch zahlreicher Erkrankungen gemacht werden können.

Eine mögliche Erklärung für die Wirkung der genannten Wasserstoffperoxid-Kur wäre auch der Placebo-Effekt. Es ist nicht gesagt, dass der Sauerstoff wirklich bei oraler Einnahme eine positive Wirkung verursacht. Die Magensäure ist sehr stark und vernichtet bereits diverse Schädlinge, daher ist an dieser Stelle das Wasserstoffperoxid keineswegs an der Desinfektion des Magenbereiches beteiligt. Ob der Sauerstoff es tatsächlich bis in den Darm schafft, um dort antiviral und antibakteriell zu wirken, scheint wahrscheinlich, da bei manchen Vergiftungspatienten eine Schädigung des Zwölffingerdarms nach übermäßiger Einnahme von Wasserstoffperoxid zu beobachten war. Dabei liegt die Betonung jedoch auf „übermäßig“. Ob bei wenigen Tropfen noch Sauerstoff für den Verdauungstrakt übrigbleibt, ist und bleibt fraglich.

## Die Ohren

Ich weiß nicht, was Ihnen in Ihrer Kindheit beigebracht wurde, aber zu meiner Zeit wurden noch Wattestäbchen dafür benutzt. Nun steht auf den Verpackungen der Warnhinweis, dass diese nicht in den Gehörgang eingeführt werden dürfen. Aber wie macht man diese dann sauber? Sich nach dem Duschen das Wasser herauszuschütteln wie ein Hund, kann wohl kaum des Rätsels Lösung sein. Wasserstoffperoxid hingegen schon, denn dieses gelangt in den Gehörgang, beseitigt Keime und Bakterien und lockert mit der Kraft des freigesetzten Sauerstoffes das **Ohrenschmalz**. Legen Sie dazu den Kopf schief, geben Sie dann zwei Tropfen der Lösung in das „oben liegende" Ohr, warten Sie einige Sekunden, bevor Sie einen Tropfen Baby-Öl hinzugeben und lassen Sie auch dieses wenige Sekunden einwirken. Anschließend können Sie den Kopf auf die andere Seite legen und mit einem weichen Tuch oder Wattebausch die herauslaufende Flüssigkeit auffangen. Wiederholen Sie diese Prozedur auch bei dem anderen Ohr. Das $H_2O_2$ vernichtet hierbei nicht nur Schädlinge, der Sauerstoff zeigt bei seiner Freisetzung auch eine mechanische Wirkung, mit der er hartnäckigen Schmutz entfernt. Das Öl ist hingegen dazu da, um eventuell vorhandene hydrophobe (wasserunlösliche) Stoffe zu entfernen und den empfindlichen Innenraum des Ohres zu pflegen, ohne das Wasserstoffperoxid an seiner Tätigkeit zu hindern.

Sollten Sie jedoch eine **Entzündung** haben, geben Sie einmal täglich etwa 5 bis 8 Tropfen mit seitlich geneigtem Kopf in das betroffene Ohr, geben Sie dem $H_2O_2$ 30 bis 60 Sekunden und lassen Sie die Flüssigkeit anschließend ablaufen. Diese Anwendung hilft ebenfalls, wenn Sie Wassersportler sind und mit den dazugehörigen Ohr-Problemen – den sogenannten **Surfer's Ears** – zu kämpfen haben. Einige Tropfen direkt nach der Session in beide Ohren und Algen und Mikroben haben keine Chance, Ihre Gehörgänge zu schädigen.

## Intimbereich und Darmflora

Grundsätzlich sollten sowohl der Darm als auch die Geschlechtsteile nur von Spezialisten behandelt werden, da die Flora dieser Bereiche besonders empfindlich ist und schnell in ihrem Gleichgewicht gestört sein kann. Dennoch möchte ich Ihnen nicht vorenthalten, dass manch einer auch in diesen Bereichen mit Wasserstoffperoxid Erfolge im Kampf gegen unangenehme Erkrankungen, Pilze oder Parasiten erzielen konnte. Bitte betrachten Sie diesen Abschnitt als rein informativ und versuchen Sie sich nicht selbst an den genannten inneren Behandlungsmethoden. Es gibt zahlreiche Alternativen, die auf ähnliche natürliche und weniger experimentelle Weise Ihren Beschwerden Abhilfe verschaffen können.

**Hämorrhoidalleiden:** Nicht jeder hat das Glück, dass seine Hämorrhoiden in einem angenehmen Maß bleiben. Zahlreiche Menschen leiden unter einer Vergrößerung dieser Gefäße, die mit Jucken, Brennen, Nässen oder Schmerzen einhergehen kann. Um dem Körper zu helfen, die Vergrößerungen wieder einzudämmen, können Sie die betroffene Stelle zweimal täglich mit einem in Wasserstoffperoxid getränkten Wattebausch abtupfen. Lassen Sie die Lösung anschließend an der Luft trocken. Nach wenigen Tagen werden Sie eine Verbesserung feststellen. Diese hängt unter anderem damit zusammen, dass das Wasserstoffperoxid die angeschwollenen Gefäße mit Sauerstoff versorgt und so den Körper bei der Normierung der Blutzufuhr unterstützt. Der Körper wird nicht mehr gezwungen, mehr Sauerstoff durch die Gefäße zu pumpen, wodurch diese anschwellen, da er den Sauerstoff von außen zugegeben bekommt. Besonders an diesen intimen Stellen ist die Zugabe von Sauerstoff stets eine wirksame Methode, um unangenehme Symptome schneller abklingen zu lassen, da weder unsere Breitengrade noch unsere Gesellschaft es erlauben, dass wir oft ausreichende Mengen Frischluft in diese Körperregionen lassen können. Um dieses Problem etwas zu lindern, können Sie auf atmungsaktive Unterwäsche setzen, besonders Naturfasern sind sehr atmungsaktiv und erlauben eine bessere Zirkulation von Sauerstoff in diesen stets verdeckten Regionen.

**Scheidenpilz und Vaginose:** Jede dieser beiden Erkrankungen kann oft und in vielen Fällen auch ohne ersichtlichen Grund eintreten. Die Ursachen – Bakterien oder Hefepilze – sind bekannt, aber kaum eine Frau weiß, warum Sie diese Erkrankung bekommt. Es liegt nicht an mangelnder Hygiene, es passiert einfach. Vielleicht nach der Nutzung einer öffentlichen Toilette, nach der Monatsblutung, vor der Monatsblutung, in einer stressigen Prüfungssituation – keine Frau ist sicher. Es steht fest, dass Wasserstoffperoxid besonders gegen diese Bakterien und Pilze wirkt, da diese in sauerstoffarmem Milieu besser ausharren als in sauerstoffreichem Milieu. Grundsätzlich wird Ihnen jeder gute Gynäkologe von Vaginalspülungen abraten, da dadurch das Gleichgewicht der Vaginal-Flora gestört und dann in jedem Fall eine Angriffsfläche für diese lästigen Erreger geboten wird. Es wäre schön, wenn Schleimhäute einen Reset-Knopf hätten, damit man die Werkseinstellung zurückbekommt. Eine maximal einprozentige Lösung zum Ausspülen soll dieses Reset sein und alle Schädlinge entfernen. Bedauerlicherweise spülen Sie damit auch die guten Milchsäurebakterien fort, welche für die Instandhaltung der Vaginal-Flora zuständig sind. Ein experimenteller Heilansatz sagt, dass Sie in diesem Fall mit einem in Naturjoghurt getränkten Tampon (eine Stunde einbehalten) diesen Missstand wieder ausgleichen können.

**Candida und Parasiten:** Die gleichen Hefepilze, die in der weiblichen Intimsphäre ihr Unwesen treiben, befinden sich auch im Darm. Das ist bis zu einem gewissen Maß für die Verdauung unabdingbar, allerdings kann durch Stress, falsche Ernährung, Allergien, Antibiotika und zahlreiche andere Faktoren auch die Darmflora vollkommen aus dem Takt geraten sein und Candida Albicans, so der Name des bekanntesten Übeltäters, nimmt Überhand. Dies führt zu Abgeschlagenheit, schlechter Laune, Müdigkeit, vielleicht Kopfschmerzen, Verdauungsstörungen und möglicherweise auch zu Heißhunger auf Süßigkeiten (Candida lieben Zucker). Hier soll mithilfe eines Klistiers den Schädlingen der Garaus gemacht werden. Nutzen Sie auch hierzu maximal eine einprozentige Lösung. Wie zuvor besteht auch hier die Gefahr, dass die Darm-Flora erheblichen – aber nicht irreparablen – Schaden nimmt. Weiterhin besteht bei der Anwendung von Wasserstoffperoxid in Hohlräumen die Gefahr, dass das Gewebe durch die starke Gasentwicklung Dehnungsschäden nimmt. Andererseits werden auch Darmparasiten von dem Wasserstoffperoxid beschädigt.

## SCHÖNHEITSPROGRAMM MIT WASSERSTOFFPEROXID

Eine sichere Art der Wasserstoffperoxid-Anwendung ist die kosmetische. Hier haben Sie zahlreiche Möglichkeiten, die Lösung in Ihren Alltag einzubauen und Ihrem Aussehen ohne Zusatzstoffe neuen Schwung zu geben.

**Haare**: Schon die kosmetischen Berufe des eingehenden 20. Jahrhunderts nutzten das Wasserstoffperoxid für ihre Zwecke. So wurden schon damals Haare mithilfe der Chemikalie einfach aufgehellt. Die wohl bekannteste Person, die von dem Bleichmittel profitierte, war Marilyn Monroe. Die Naturbrünette wurde von Ihrer Agentur gebeten, sich die Haare zu blondieren, und der darauffolgende Look wurde zur Legende.

Mittlerweile werben zahlreiche Hersteller mit „sanften" **Blondierungen**. Doch kein Werbeversprechen kann verhehlen, dass es ein chemischer Prozess ist. Haarfarbe ist Melanin. Diese wird durch Wasserstoffperoxid oxidiert und dadurch gebleicht. Dabei werden die Schuppen, die jedes einzelne Haar schützen, aufgebrochen und die chemische Struktur der Haarfarbe durch den Sauerstoff drastisch verändert. Diese Reaktion kann nicht rückgängig gemacht werden. Damit der Vorgang stattfinden kann, ist stets eine basische Umgebung notwendig, die in den meisten Fällen durch Ammoniak gewährleistet wird. Sollten Sie sich schon einmal die Haare gebleicht haben, wissen Sie, dass mit handelsüblichen Bleichmitteln nicht nur ein Produkt geliefert wird, sondern Sie erst eine Mischung anrühren oder zusammenschütteln müssen. Dies sind das eigentliche Bleichmittel und der basische Katalysator. Die Pflegepackung, die nach dem Färbevorgang in die Haare einmassiert wird, enthält ein säurebasiertes Mittel und pflegende Stoffe wie Öle, welche den Schuppenmantel des Haares wieder schließen und den Rest der Reaktion stoppen sollen, um eine weitere, unerwünschte Färbung zu vermeiden.

Bei der Entfärbung von Haaren gilt: Je dunkler die Haarpracht, desto mehr Farbe ist darin. Dementsprechend ist bei sehr dunklem Haar entweder eine intensive Konzentration der Bleiche notwendig, um ein möglichst helles Ergebnis zu erzielen, oder es müssen mehrere Anwendungen in zeitlichen Abständen von wenigstens 48 Stunden stattfinden. Es empfiehlt sich, öfter zu bleichen als aggressiv. Schließlich kommt das Bleichmittel auch mit Ihrer Kopfhaut in Berührung und diese mag Ätzmittel keineswegs. Außerdem ist das Aufbrechen des natürlichen Schutzmantels des Haares keine Prozedur, die der Haarstruktur zuträglich ist, und nicht jeder durch das Bleichen erzeugte Schaden wird nach dem Vorgang durch die Pflegekur behoben, sodass durchaus dauerhafte Haarschäden zu erwarten sind.

Um selbst Zuhause ohne teure Produkte Ihre Haare aufzuhellen oder zu bleichen, haben Sie drei Möglichkeiten, das Wasserstoffperoxid zu kombinieren. In der Vorbereitung ist es wichtig, dass die Haare gut gewaschen und von allen Fetten befreit sind. Nur so ist gewährleistet, dass die Bleiche auch an die Haarstruktur gelangt.

Sie benötigen, bevor Sie sich die Mittel anrühren, noch Handtücher, denen ein Bleichmittel nicht schadet, Alufolie und einen Kamm, um die Strähnen präzise abtrennen zu können. Weiterhin ist es sinnvoll, wenn Sie zum Auftragen des Bleichmittels entweder einen Pinsel oder eine Sprühflasche nutzen, um das Produkt gleichmäßig verteilen zu können.

**Insider-Tipp:**
Um zu prüfen, ob und in welcher Zeit die von Ihnen gewählte Variante Ihre Haare in den gewünschten Farbton bleichen kann, schneiden Sie sich an einer unauffälligen Stelle eine Strähne ab und legen Sie diese in etwas Lösung. Achten Sie darauf, wie lange es dauert, bis Ihre gewünschte Nuance erreicht ist. So haben Sie vorab einen zeitlichen Anhaltspunkt, wie lange es dauern wird.

**Variante 1**: Mischen Sie einen Teil Wasserstoffperoxid (3 %) mit zwei Teilen Zitronensaft und einem Teil destilliertem Wasser, die Menge sollten Sie je nach Haarlänge wählen. Füllen Sie alles in eine Sprühflasche und sprühen Sie das Haar gleichmäßig ein. Achten Sie darauf, dass die Lösung nicht in Ihre Augen gelangt und dass das Handtuch gut auf Ihren Schultern liegt, um Ihre Kleidung zu schützen. Auch Ihre Umgebung sollte soweit sicher sein, dass kleine Spritzer keinen Schaden anrichten. Wenn alles gleichmäßig verteilt ist, wickeln Sie Ihre Haare strähnen-weise in Alufolie ein. Sie können diese an den unteren Enden umschlagen, um ein Auslaufen der Bleiche zu verhindern. Sie können die Reaktion am besten unterstützen, wenn Sie sich so in die Sonne setzen. Nach 30 Minuten können Sie an einer Strähne prüfen, ob die gewünschte Farbnuance erreicht ist. Falls nicht, belassen Sie alles noch einige Minuten länger an seinem Platz. Insgesamt sollten Sie nicht länger als 50 Minuten warten.

**Variante 2:** Sie können 200 ml destilliertes Wasser mit 200 ml dreiprozentiger Wasserstoffperoxid-Lösung vermengen und etwa 10 g Ammoniakpulver unterrühren. Verteilen Sie die Lösung direkt nach dem Anmischen gleichmäßig in Ihrem Haupthaar. Verfahren Sie auch hier so, dass Sie Ihr Haar in Alufolie einwickeln. Nach circa einer Dreiviertelstunde sollte die Bleiche gewirkt haben.

**Variante 3:** Vermengen Sie 200 ml destilliertes Wasser mit 200 ml $H_2O_2$ (3 %) und rühren Sie etwa 20 g Backpulver gründlich ein. Sollten Sie eine Sprühflasche nutzen, um die Mischung aufzutragen, schütteln Sie diese immer wieder, um die Komponenten zusammenzuhalten. Diese Variante ist in Bezug auf die Mischung vielleicht etwas störrisch, dafür aber weniger aggressiv zu Haut und Haar. Nachdem Sie Ihre Haarpracht wieder mit Alufolie versehen haben, dauert es zwischen 40 und 60 Minuten, bis die Bleiche gewirkt hat. Prüfen Sie auch hier gerne zwischendurch, ob Ihre Wunsch-Nuance erreicht ist.

Ich gebe zu bedenken, dass das Bleichen der Haare auch erfahrenen Spezialisten gelegentlich nicht gelingt. Dies hängt mit zahlreichen Parametern zusammen, unter anderem damit, wie beschaffen Ihr Haar ist. Wenn Sie krauses Haar oder Locken haben, werden diese nach einer Behandlung mit Wasserstoffperoxid auf jeden Fall Schaden genommen haben, da die Haarstruktur durch verhältnismäßig fragile Wasserstoffbrückenbindungen aufrechterhalten wird. Diese nehmen beim Bleichen stets Schaden, was unter anderem auch für das Glätten von Haaren oder das Erschaffen einer Dauerwelle genutzt wird, da nach dem Aufbrechen der Haarstruktur eine Neustrukturierung möglich ist. Sie sollten weiterhin beachten, dass Ihre Haarfarbe einer der Parameter ist, der beeinflusst, inwieweit die Bleiche Ihre

Haare aufhellen kann. Es ist weiterhin denkbar, dass die Entfärbung einen gelblichen Stich bekommt oder unregelmäßig ist, falls etwas beim Auftragen nicht funktioniert hat oder die Lösung nicht ausreichend vermengt wurde.

Achten Sie nach dem Färben darauf, dass das Bleichmittel gründlich ausgespült wird und Sie Ihren Haaren eine ausreichende Pflege zukommen lassen. Dazu können Sie gerne Haaröl nach der Wäsche einmassieren oder einfaches Kokosöl. Beide enthalten zahlreiche Hilfsmittel, um der Struktur Ihres Haares Geschmeidigkeit zu verleihen.

**Akne und andere Hautunreinheiten:** Sie können mit einem Wattepad oder Wattestäbchen Hautrötungen, Hautunreinheiten und Akne mit 3 prozentigem Wasserstoffperoxid einmal täglich reinigen. Achten Sie darauf, dass Sie Ihre Haut dabei besonders gründlich pflegen. Es besteht die Möglichkeit, dass in Ihren Augen eine Verschlechterung Ihres Hautbildes vorliegt, das wird sich jedoch nach wenigen Tagen bessern. Das Wasserstoffperoxid reinigt die Poren nicht nur chemisch von Bakterien und Sporen, sondern auch mechanisch von Unreinheiten. Nach wenigen Anwendungen werden Sie dann erste Erfolge sehen und die Unreinheiten gehen zurück. Ein angenehmer Nebeneffekt: Ihre Haut erhält durch den Sauerstoff ihren natürlichen, gesunden Glanz zurück.

**Fältchen, Sommersprossen und Altersflecken**: In der Drogerie erhalten Sie kleine Salbentiegel, in denen Sie winzige Mengen Creme unterbringen können. Nutzen Sie diese Möglichkeit, um sich Ihre Tagescreme oder Nachtmaske mit etwas Wasserstoffperoxid zu versetzen. Sie können in diesem kleinen Tiegel alle zwei oder drei Tage eine neue Menge anrühren, um die $H_2O_2$-Konzentration aufrechtzuerhalten. Wenn Sie den Tiegel zusätzlich im Kühlschrank lagern, haben Sie morgens direkt zwei Vorteile: Die Creme bleibt frisch mit Wasserstoffperoxid versorgt und die Kühle der Creme lindert Schwellungen, die besonders im Bereich der Augen morgens sehr lästig sein können. Rühren Sie die Creme so an, dass die Konsistenz für Sie noch angenehm anzuwenden ist und nicht zu flüssig wird.

Der freigesetzte Sauerstoff sorgt nicht nur für eine antibakterielle Creme, sondern wirkt auch dem Altern der Haut entgegen und füllt die Zellen frisch auf.

**Körperschmuck und Körperkult:** Nutzen Sie Wasserstoffperoxid zur Desinfektion Ihres Schmuckes, auch Ihrer Piercings. Chirurgenstahl und Titan werden nicht von Wasserstoffperoxid zersetzt. Sie können ebenfalls frisch gestochene Piercings und Tattoos mit dem Mittel abtupfen. Allerdings ist bei Tattoos Vorsicht geboten: Es handelt sich nach wie vor um ein Bleichmittel. Allerdings ist die Farbe so tief in die Haut gestochen, dass bei einer Desinfektion mit

Wasserstoffperoxid nur die Farbe abgetragen wird, die ohnehin nicht tief in der Haut ist.

**Kosmetikutensilien:** Sie können Ihre Kosmetikschwämme und -pinsel sowie andere Utensilien, die nicht aus unedlen Metallen bestehen, mit Wasserstoffperoxid reinigen. Sie können entweder alles mit der Lösung einsprühen und nach einigen Minuten Einwirkzeit wie üblich reinigen, um die ölhaltigen Komponenten zu entfernen, oder Sie legen alles in eine Lösung ein, die Sie aus warmem, chlorfreiem Wasser (400 ml) und Wasserstoffperoxid (100 ml) hergestellt haben. Legen Sie alles in eine Schale, lassen Sie es wenigstens fünf Minuten einwirken und reinigen Sie die Gegenstände anschließend wie gewohnt mit Pinselreiniger oder Seife unter fließendem Wasser. ***Hinweis:*** Falls Sie Echthaarpinsel nutzen, werden die Haare gebleicht.

## Hand und Fuss

Hände und Füße werden interessanterweise oft gemeinsam genannt, obwohl beide vollkommen unterschiedlich behandelt werden: Die Hände sind mit wenigen Ausnahmen den ganzen Tag an der frischen Luft, die Füße hingegen stecken den ganzen Tag über in Strümpfen und Schuhen. Beiden gemein ist jedoch, dass diese wegen Ihrer Aufgaben den ganzen Tag schwer belastet werden. Die Hände kommen mit diversen

Gegenständen und somit auch mit zahlreichen Keimen in Berührung, die Füße hingegen stecken innerhalb der Strümpfe im Dunkeln, schwitzen möglicherweise und sind so der Gefahr einer Pilzentwicklung ausgesetzt. Die meisten Menschen wertschätzen die Aufgaben, die Hände und Füße jeden Tag erledigen, viel zu wenig. Beide verlieren wegen der alltäglichen hohen Belastung ihre Schutzschicht und benötigen Ihre Hilfe, um diese wieder aufbauen zu können und Sie weiterhin zu tragen und zu versorgen.

**Fußpflege:** Es gibt mehrere Möglichkeiten und Wirkungsweisen, was die Behandlung der Füße mit Wasserstoffperoxid anbelangt. Einerseits hilft es gegen Fußgeruch, da dieser von Bakterien verursacht wird, die bekanntermaßen keine Chance gegen das Sauerstoffwasser haben. Auf die gleiche Weise zerstört es auch Fußpilz. Ebenfalls sorgt es neben einer Aufhellung der Nägel auch dafür, dass Schwielen, Hühneraugen und Hornhaut zurückgehen. Weiterhin regt der zusätzliche Sauerstoff den Kreislauf dazu an, die Füße besser zu durchbluten, was besonders denjenigen zugutekommt, die unter Durchblutungsstörungen leiden.

Für die Behandlung der Füße ist eine Lösung aus Wasserstoffperoxid und chlorfreiem oder destilliertem Wasser hilfreich, wobei Sie für ein Fußbad etwa 2 Liter Gesamtmenge benötigen. Dazu füllen Sie 1,6 Liter

Wasser mit 400 ml dreiprozentigem Wasserstoffperoxid auf und lassen Ihre Füße etwa 15 Minuten in dem Bad. Bei bereits ausgebrochenem Fußpilz sollten Sie das zweimal täglich tun, und zwar solange, bis der Nagel komplett ausgewachsen ist, da nur dann eine vollständige Heilung gewährleistet ist. Sie können aber auch zwei- bis dreimal die Woche präventiv gegen Fußpilz vorgehen, was sich besonders dann auszeichnet, wenn Sie häufig davon betroffen sind. Sollten Sie Fußbäder nicht mögen oder aus zeitlichen Gründen keine zwei Fußbäder am Tag nehmen können, füllen Sie sich die genannte Mischung in eine Sprühflasche, besprühen Sie Ihre Füße und lassen Sie die Flüssigkeit eintrocknen.

Hornhaut, Schwielen und Hühneraugen sollten dennoch in einem Fußbad eingeweicht werden. Nach circa einer Viertelstunde Einweichen sind diese leicht entfernbar. Auch hier helfen regelmäßige Fußbäder, den unangenehmen und schmerzhaften Stellen vorzubeugen. Sollten Sie sehr lästige Schwielen haben, können Sie auch einmal wöchentlich 15 Minuten ein Fußbad mit einem gleichen Mischverhältnis nutzen, also 1 Liter Wasser und 1 Liter Wasserstoffperoxid. Pflegen Sie Ihre Füße nach dem Fußbad dann mit einer reichhaltigen Fußpflege, um die Haut bei der Heilung zu unterstützen.

Diabetiker berichten, dass ein tägliches Fußbad in der weniger konzentrierten Lösung vor der Nachtruhe zu einem ruhigeren Schlaf geführt hat. Dies soll auf der besseren Blutzirkulation beruhen.

**Hinweis:**
Geben Sie keine weiteren Substanzen in das Fußbad, Salze reagieren mit dem Wasserstoffperoxid, sodass es Ihnen nicht mehr helfen kann.

**Handpflege:** Auch Schwielen an den Händen können Sie mit einer Mischung von einem Teil Wasserstoffperoxid zu vier Teilen chlorfreiem Wasser behandeln. Legen Sie die Hände für 10 bis 15 Minuten in das Bad ein, um die Haut aufzuweichen, und entfernen Sie anschließend die problematischen Stellen. Im Nachhinein cremen Sie Ihre Hände gründlich ein, um auch hier die Schutzmechanismen der Haut zu unterstützen.

Um Ihre Nägel aufzuhellen, benetzen Sie ein Wattepad oder Wattestäbchen mit einer 3 %-Lösung $H_2O_2$ und betupfen sie. Verschiedene Verfärbungen können so entfernt werden: Nikotinfinger, Obst- und Gemüsesäfte von der Essenszubereitung, Verfärbungen durch dunkle Nagellacke und viele mehr. Ihre Nägel werden dadurch nicht nur entfärbt, sie werden neuen Glanz erhalten und gesünder aussehen.

**Deodorant:** Alle Menschen schwitzen. Ähnlich wie im Intimbereich und an den Füßen handelt es sich besonders bei den Achseln um Stellen, an denen Bakterien in Dunkelheit und feuchter Umgebung ihr Unwesen treiben können. Wenn Sie auch nach einem Deodorant suchen, das hilft, schadstofffrei ist und keinen aufdringlichen Eigengeruch mit sich bringt, tupfen Sie Ihre Achseln morgens mit der dreiprozentigen Lösung ab oder sprühen Sie Ihre Achseln ein. Lassen Sie die Lösung bitte trocknen, bevor Sie sich ankleiden, damit Sie keine bleichen Flecken auf Ihrer Kleidung verursachen.

# Die 10 besten Tipps auf einen Blick

1) Desinfizieren Sie Oberflächen wirksam mit Wasserstoffperoxid.
2) Befreien Sie Ihre frischen Lebensmittel von Keimen und organischen Pestiziden.
3) Desinfizieren Sie Wunden effektiv.
4) Beseitigen Sie unangenehme Gerüche im Kühlschrank.
5) Pflegen Sie Ihre Füße, heilen Sie Fußpilz und genießen Sie die zarte Haut nach der Anwendung.
6) Beatmen Sie Ihre Pflanzen wöchentlich mit einer $H_2O_2$-Kur.
7) Trotzen Sie dem Alter und bleichen Sie Ihre Altersflecke.
8) Lassen Sie Ihr Bad in neuem Glanz erstrahlen und reinigen Sie die Fugen.
9) Lindern Sie Hauterkrankungen wie Akne, Herpes und Gürtelrose.
10) Entfernen Sie hartnäckige Flecken aus Ihrer Kleidung.

# Neues aus der Wissenschaft

MD PhD Charles Farr gilt als Vater der oxidativen Medizin. Nach der Veröffentlichung seines Artikels und der Gründung von zwei Organisationen für die Verbreitung unterschiedlicher Therapien, darunter nicht nur die intravenöse Verabreichung von Wasserstoffperoxid, sondern auch andere Ansätze mit Ozon, Germanium und anderen Stoffen, besuchten zahlreiche Personen, darunter Ärzte, Heilpraktiker, aber auch Privatpersonen, seine Seminare. Für 10 US-Dollar konnte eine Liste erworben werden, auf der sich die Namen von circa 90 Personen weltweit befanden, die oxidative Therapien anboten. Auch heute noch finden Sie Praxen, in denen diese Möglichkeit offeriert wird, allerdings handelt es sich dabei meist nur um die Gabe von medizinischem Sauerstoff. Ich konnte auch nach ausführlicher Recherche keine deutsche Praxis ausmachen, in welcher die intravenöse Wasserstoffperoxid-Therapie angeboten wird.

Bisher konnte nicht vollständig aufgeklärt werden, welche Auswirkungen Wasserstoffperoxid auf den Körper im Detail hat. Es gilt bisher nicht als cancerogen, allerdings existieren auch keinerlei Langzeitstudien. Die Forschung ist sich nicht einig, ob mithilfe von Wasserstoffperoxid Tumore bekämpft werden können, denn innerhalb der Untersuchungen gab es durchwachsene Ergebnisse. Alles in allem ist sich die Wissenschaft nur darüber einig, dass Wasserstoffperoxid desinfizierend wirkt.

Im Oktober 2018 veröffentlichte Dr. Jochen Gartz sein erstes Buch über Wasserstoffperoxid. Der Chemiker ist ein großer Verfechter des Moleküls, bezieht sich in seinen beiden Büchern jedoch hauptsächlich auf die Ihnen aus der Geschichte bekannten Forschungsergebnisse.

Nicht nur, dass Gartz und zahlreiche andere Verfechter der oxidativen Therapien mit mürrischem Unterton anmerken, dass Wasserstoffperoxid erst in sehr hohen Konzentrationen (über 50 %) Verätzungen verursachen könnte, sie beklagen auch, dass für

Privatpersonen nur noch die geringen 12 %-Lösungen erhältlich sind.

Da in den letzten Jahren besonders in den Vereinigten Staaten mehrere Fälle von Vergiftungen durch Wasserstoffperoxid in geringeren Konzentrationen (etwa ab 10 %) vorkamen, ist also das Argument, man könne mit so geringen Konzentrationen keinerlei Wirkung erzielen, bereits widerlegt. Die Einnahme von Wasserstoffperoxid kann zu Verwirrung, Blasenbildung im Blut, Schwindel, Erbrechen, erhöhtem Blutdruck, Luftgasembolie, schweren Organschäden (Verdauungsorgane und Lunge) und anderen, schwerwiegenden Beschwerden oder sogar zum Tod führen. So verstarb erst 2004 ein Patient, der sich, in der Hoffnung, seine Multiple Sklerose könne geheilt werden, einer intravenösen Therapie mit Wasserstoffperoxid unterzog.

Weiterhin konnte in den letzten Jahren explizit ausgeschlossen werden, dass Krebszellen mit Wasserstoffperoxid behandelbar sind. Die Theorie der Vernichtung oder Eindämmung beruht auf der Idee, dass Krebszellen ähnlich wie manche Viren nur in sauerstoffarmen Milieus überleben können, und dass durch die lokale Gabe von Wasserstoffperoxid das Immunsystem der Krebszellen außer Gefecht gesetzt und somit anfälliger für eine Strahlentherapie wäre.

2016 veröffentlichte die Privatperson Rudolf Stratmann, dass er sich selbst eine Wasserstoffperoxid-Lösung von 0,03 % über einen Zeitraum von einer Stunde verabreicht hätte – er hätte es überlebt. Was er mit der Infusion behandelt hat, wie seine Symptome nun aussahen und wie es ihm dann ging, ist nicht herauszufinden. Er gab nur an, er habe sich die Infusion gegeben, und zitiert anschließend Stellen von Farr.

Fest steht mittlerweile, dass eine Temperaturerhöhung nach Injektion von Wasserstoffperoxid stattfindet, dass eine intravenöse Gabe möglich ist, diese allerdings sehr langsam, unter Beobachtung und in sehr geringer Konzentration gegeben werden muss. Weiterhin steht fest, dass es in jedem Fall zu einer Erweiterung der Blutgefäße kommt, die jedoch, wenn alles gut läuft, innerhalb von zwei Minuten abklingt.

Mittlerweile bezieht sich die Forschung über Wasserstoffperoxid jedoch auf andere Bereiche, wie beispielsweise auf die Zytotoxizität der Chemikalie. Immerhin kann dieser Stoff erwiesenermaßen auch körpereigene, gesunde Zellen töten. So ist die Erkenntnis aus 2010, dass neuronale Zellen durch die Zugabe von Wasserstoffperoxid in ihrer Entstehung behindert werden, nicht weiter verwunderlich.

Ebenfalls wurde 2015 festgestellt, dass ein Überschuss der reaktiven Sauerstoffspezies (ROS) zu Herzrhythmusstörungen, Diabetes und zu anderen

Störungen durch eine Veränderung des Gleichgewichtes im diastolischen und systolischen Blutdruck führen kann. Der Artikel äußert sich leider nicht über eine langfristige oder kurzfristige Störung des Blutdruckes, aber dieses Ergebnis sollte dennoch bedacht werden, bevor man seinem Körper oral, lokal oder intravenös Wasserstoffperoxid zuführt. Besonders für die Männerwelt ist der Aspekt des Gleichgewichtes im Blutdruck von Bedeutung, denn im Alter lässt häufig der systolische Blutdruck zugunsten des diastolischen nach, was zu übermäßig hohem oxidativem Stress und damit zu einer mangelhaften Potenz führen kann.

Erst in der zweiten Hälfte des vergangenen Jahres entdeckten Wissenschaftler, was bereits im letzten Jahrhundert begonnen wurde, zu untersuchen: Pneumokokken produzieren selbst Wasserstoffperoxid. Die neue Erkenntnis daran ist, dass diese Bakterien damit unsere Immun-Vorhut außer Gefecht setzen. Damit steht aber nicht fest, ob das Wasserstoffperoxid in einem späteren Stadium der Immunantwort unser Immunsystem oder die Infektion unterstützt.

# Ausblick

Bei der Recherche für mehr Hintergrundinformationen, abseits meiner langerprobten, eigenen Anwendungen, bin ich auf zahlreiche Artikel und Texte gestoßen, die unter anderem dazu auffordern, gegen den „medizinischen Kapitalismus" anzugehen. Es wurde besonders in den Vereinigten Staaten dazu aufgefordert, die Politiker anzuschreiben und zu bitten, die wissenschaftlichen Erkenntnisse über Wasserstoffperoxid nicht länger zu ignorieren. Zugegebenermaßen: Wer mit Erkrankungen zu kämpfen hat, sei es der Heuschnupfen, der einen in den schönen warmen Monaten einschränkt, eine chronische Schmerzerkrankung oder gar eine potenziell tödliche Erkrankung wie Krebs, HIV oder Multipler Sklerose, der greift verständlicherweise nach jedem Strohhalm. Ich habe dafür volles Verständnis. Auch ist mittlerweile erwiesen, dass die psychische Gesundheit einen großen Teil zur körperlichen Genesung beiträgt, aber auch alternative Behandlungsmethoden haben ihren Platz in der Welt gefunden.

Was ich jedoch nicht befürworten kann, sind Aussagen, die ohne fundierte Beweise Heilung von tödlichen Erkrankungen versprechen. Sicherlich ist, wenn die Schulmedizin alle Möglichkeiten ausgeschöpft hat, alles einen Versuch wert, die Krankheit zu besiegen. Dennoch ist es undenkbar, dass, falls Wasserstoffperoxid eine hinreichende Chance hätte, Tumore zu besiegen, die Medizin auf die Anwendung dieses Mittels verzichten würde. Mit Gewissheit forschen Institutionen wie das Deutsche Krebsforschungszentrum (DKFZ), die International Agency for Research on Cancer (IARC) und auch die American Cancer Society (ACS) auch daran, ob die Ergebnisse aus dem Ende des letzten Jahrhunderts verifiziert werden können. Dennoch gibt es vielversprechendere Ansätze, die ebenfalls verfolgt werden.

Die Ausrede, dass aus reinem Kapitalismus das Mittel Wasserstoffperoxid nicht weiter erforscht würde, weil es nicht patentierbar ist, wird allein dadurch widerlegt, dass einerseits die Erforschung von Luft-, Wasser- und Erdreinigung weiter in diese Richtung geht und dass andererseits $H_2O_2$ seit nun über 100 Jahren ein in jeder Zahnarztpraxis und in zahlreichen Praxen anderer Mediziner vorhandenes Mittel zur Desinfektion und Sterilisation ist. Es gibt diverse teurere Desinfektionsmittel, die ebenso gut genutzt werden könnten.

Abseits von Kapitalismus, Politik und Forschung kann ich Ihnen jedoch nur empfehlen, sich ein Fläschchen des Mittels in Ihre Hausapotheke oder in Ihren Putzschrank zu stellen und ein wenig damit zu putzen oder das eine oder andere Fußbad zu genießen. Sie werden von dem erfrischenden Gefühl auf der Haut und dem guten Duft im Kühlschrank oder im Badezimmer begeistert sein. Weiterhin schaden Sie keineswegs der Umwelt, weil Sie chlorhaltige Reiniger nutzen oder andere Schadstoffe in Umlauf bringen.

Entscheiden Sie selbst, welche Wirkungsbereiche Sie austesten möchten – ausreichende Informationen über Möglichkeiten, Anwendungsarten und Risiken haben Sie nun erhalten.

# Literaturangaben


· Alternate Health: Wasserstoffperoxid $H_2O_2$. Ein unschlagbares Heilmittel, Independent 2019.

· BIO ACADEMY: Wasserstoffperoxid. Fit durch die Grippesaison mit dem natürlichen Antibiotikum, Independent 2019.

· DIAZ BRINTON R, CHEN S: Konjugierte Östrogene: werden Integrität und Funktion neuronaler Zellen erhalten?, https://www.kup.at/kup/pdf/210.pdf.

· Dingermann, Theo: Streptococcus pneumoniae verteidigt sich mit $H_2O_2$

· Farr, Charles PhD: The therapeutic use of intravenous hydrogen peroxide

· FDA Warning Letter to Charles Farr, M.D., Ph.D.; International Bio-Oxidative Medicine Foundation, Inc. IRB. 1997-06-02

· Gartz, Jochen: Wasserstoffperoxid: Anwendungen und Heilerfolge, Immenstadt 2018.

· Govinfo.gov: Code of Federal Regulations (Annual Edition),

· Health Alpen Experts: Wasserstoffperoxid, Borax, MSM, DMSO, Kolloidales Silber und Schüssler Salze, Independent 2019.

· Heckmann, Thomas: Oxidativer Stress in der Zelle blockiert den normalen Zuckerstoffwechsel.

· Kehrstatter, Thorben: Wasserstoffperoxid, Independent 2018.

· Koh: Gezielte Oxidation steuert Zellfunktionen

· Konradi, Jürgen; Baldus, Stephan; Pfister, Roman: Dtsch Arztebl 2015; 112(38): [6]; DOI: 10.3238/PersKardio.2015.09.18.02.

· Mallach, Hans Joachim: Der Stellenwert der Luftembolie in der modernen Medizin: Untersuchungen mit einer neuen Nachweistechnik, Berlin/Heidelberg 2013.

· Mühleib, Dr. Friedrich: Stress nimmt der Zelle den Zucker – und füttert den Krebs damit?

· Nicolai, Sandy: Wasserstoffperoxid Anwendung

· Reismer, Anne-Kathrin: Die Wahrheit über Wasserstoffperoxid: Wie Sie $H_2O_2$ richtig anwenden und verstehen lernen.
· Rheintaler, Franz: Sinn und Unsinn von Desinfektionsmaßnahmen in Innenräumen
· Rider et alii: „Cerebral air gas embolism from concentrated hydrogen peroxide ingestion“, in: Clinical Toxicology, 46:9, 815-818
· Schmitz, Karin: Elefantenzahnpasta
· Sicherheitsdatenblatt: https://shop.apotal.de/images/products/apotal/sdb/01055641_sdb.pdf.
· Sommer, F.: Freie Radikale und sexuelle Dysfunktion
· Startmann, Rudolf: $H_2O_2$ in die Vene
· Stindt, Alexander: Kampf gegen Krebs: Hohe Vitamin-C-Dosierungen töteten Krebszellen ab
· The Arthritis Trust of America: Hydrogen Peroxide Therapy, http://arthritistrust.org/wp-content/uploads/2012/10/Hydrogen-Peroxide-Therapy.pdf
· TheTruthAboutFoodGradeHydrogenPeroxide.com: 1981 ECHO Progress Report #1
· TheTruthAboutFoodGradeHydrogenPeroxide.com: 1981 ECHO Progress Report #2
· TheTruthAboutFoodGradeHydrogenPeroxide.com: 1981 ECHO Progress Report #3
· TheTruthAboutFoodGradeHydrogenPeroxide.com: 1981 Father Richard Willhelm
· TheTruthAboutFoodGradeHydrogenPeroxide.com
· TheTruthAboutFoodGradeHydrogenPeroxide.com: Anti-Tumor Effects of Hydrogen Peroxide In Vivo
· TheTruthAboutFoodGradeHydrogenPeroxide.com: Application of Hydrogen Peroxide Infusion to Maxillary Cancer
· TheTruthAboutFoodGradeHydrogenPeroxide.com: How Mitochondria Produce Reactive Oxygen Species
· TheTruthAboutFoodGradeHydrogenPeroxide.com: Hydrogen Peroxide Contrast Enhanced Two-Dimensional Echocardiography:

Real Time In Vivo Deliniation of Regional Myocardial Perfusion
· TheTruthAboutFoodGradeHydrogenPeroxide.com: Hydrogen Peroxide Kills Staphylococcus Aureus By Reacting With Staphylococcal Iron To Form Hydroxyl Radical
· TheTruthAboutFoodGradeHydrogenPeroxide.com: Hydrogen Peroxide Release From Human Granulocytes During Phagocytosis
· TheTruthAboutFoodGradeHydrogenPeroxide.com: Influenzal Pneumonia: The Intravenous Injection of Hydrogen Peroxide
· TheTruthAboutFoodGradeHydrogenPeroxide.com: Killing and Lysis of Gram-negative Bacteria Through The Synergistic Effect of Hydrogen Peroxide, Ascorbic Acid, and Lysozyme
· TheTruthAboutFoodGradeHydrogenPeroxide.com: Oxidation Therapy: The Use of a Reactive Oxygen Species-Generating Enzyme System For Tumour Treatment
· TheTruthAboutFoodGradeHydrogenPeroxide.com: Peroxide of Hydrogen
· TheTruthAboutFoodGradeHydrogenPeroxide.com: Peroxide of Hydrogen as a Hoemostatic
· Peroxide of Hydrogen and Its Use In Ear Diseases
· TheTruthAboutFoodGradeHydrogenPeroxide.com: Pro-Senescent Effect of Hydrogen Peroxide on Cancer Cells and Its Possible Application to Tumor Suppression
· TheTruthAboutFoodGradeHydrogenPeroxide.com: Production of Hydrogen Peroxide by Bacteria
· TheTruthAboutFoodGradeHydrogenPeroxide.com: Questionable Methods of Cancer Management: Hydrogen Peroxide and Other 'Hyperoxygenation' Therapies, http://www.foodgrade-hydrogenperoxide.com/id69.html, zuletzt besucht am 21.02.2020.
· TheTruthAboutFoodGradeHydrogenPeroxide.com: Role of Hydrogen Peroxide in the Cytotoxic Reaction of T Lymphocytes, http://www.foodgrade-hydrogenperoxide.com/id67.html, zuletzt besucht am 21.02.2020.
· TheTruthAboutFoodGradeHydrogenPeroxide.com: Role of Oxygen-

Dependent Mechanisms in Antibody-Induced Lysis of Tumor Cells by Activated Macrophages, http://www.foodgrade-hydrogenperoxide.com/id48.html
· TheTruthAboutFoodGradeHydrogenPeroxide.com: Studies on the Nature of Antibodies Produced in Vitro From Bacteria With Hydrogen Peroxide and Heat, http://www.foodgrade-hydrogenperoxide.com/id49.html, zuletzt besucht am 21.02.2020.
· TheTruthAboutFoodGradeHydrogenPeroxide.com: Survival of Nosocomial Bacterial and Spores on Surfaces and Inactivation by Hydrogen Peroxide Vapor, http://www.foodgrade-hydrogenperoxide.com/id55.html, zuletzt besucht am 21.02.2020.
· TheTruthAboutFoodGradeHydrogenPeroxide.com: The Cellular Production of Hydrogen Peroxide, http://www.foodgrade-hydrogenperoxide.com/id65.html
· TheTruthAboutFoodGradeHydrogenPeroxide.com: The Necessary Peroxide of Hydrogen, http://www.foodgrade-hydrogenperoxide.com/id34.html
· TheTruthAboutFoodGradeHydrogenPeroxide.com: The Use of Hydrogen Peroxide As A Source of Oxygen in A Regional Intra-Arterial Infusion System, http://www.foodgrade-hydrogenperoxide.com/id46.html
· TheTruthAboutFoodGradeHydrogenPeroxide.com: Use of Intra-Arterial Hydrogen Peroxide to Promote Wound Healing, http://www.foodgrade-hydrogenperoxide.com/id54.html
· TheTruthAboutFoodGradeHydrogenPeroxide.com: Utilisation of Hydrogen Peroxide in the Treatment of Recurrent Bacterial Vaginosis, http://www.foodgrade-hydrogenperoxide.com/id75.html
· Uni.muenchen.de: C. Redoxchemie C.1. Redoxreaktionen
· Wasser-wissen.de: Cyanid, Zyanid
· Weiher, Paul: Wasserstoffperoxid für Anfänger. Heilen mit Wasserstoffperoxid, 2018.